Mit freundlicher Empfehlung

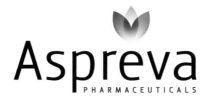

Aktuelle Therapieoptionen beim systemischen Lupus erythematodes

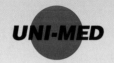

UNI-MED Verlag AG
Bremen - London - Boston

Aringer, Martin:
Aktuelle Therapieoptionen beim systemischen Lupus erythematodes/Martin Aringer.-
1. Auflage - Bremen: UNI-MED, 2007
(UNI-MED SCIENCE)
ISBN 978-3-89599-975-8

© 2007   by UNI-MED Verlag AG, D-28323 Bremen,
            International Medical Publishers (London, Boston)
            Internet: www.uni-med.de, e-mail: info@uni-med.de

Printed in Europe

UNI-MED. Die beste Medizin.

In der Reihe UNI-MED SCIENCE werden aktuelle Forschungsergebnisse zur Diagnostik und Therapie wichtiger Erkrankungen "state of the art" dargestellt. Die Publikationen zeichnen sich durch höchste wissenschaftliche Kompetenz und anspruchsvolle Präsentation aus. Die Autoren sind Meinungsbildner auf ihren Fachgebieten.

Wir danken folgenden Mitgliedern unseres Ärztlichen Beirats für die engagierte Mitarbeit an diesem Buch: Dr. Markus Böttinger, Dr. Katrin Burkhardt, Dr. Antje Ehlert, Dr. Michael Hirschmann, Falko Schulze und Priv.-Doz. Dr. Margit Zuber.

Vorwort und Danksagung

Für Patientinnen und Patienten mit Systemischem Lupus erythematodes (SLE) gibt es in letzter Zeit so viele gute Nachrichten wie nie zuvor. Was vor gut zehn Jahren mit neuen Ansätzen in der Therapie der Rheumatoiden Arthritis begann, hat in den letzten Jahren auch die Lupus-Welt ergriffen: Bessere Daten und neue Substanzen stellen unsere therapeutischen Ansätze in Frage. Schon auf Grund der Fülle der Ansätze ist sehr wahrscheinlich, dass sich einige davon durchsetzen werden. Manche der Erfolge scheinen spektakulär – und sollten uns dem Ziel, möglichst allen Lupus-Kranken ein zumindest weitgehend normales Leben zu ermöglichen, sehr nahe bringen.

Vermutlich erleben wir derzeit das Ende der Cyclophosphamid-Ära. Das NIH-Schema, als erste wirklich erfolgreiche Therapie, hat erstmals in Studienergebnissen Schwierigkeiten, mit neuen Therapieansätzen mitzuhalten, was Wirksamkeit und Verträglichkeit betrifft. Die Euro-Lupus –Studie hat in mittlerweile 10 Jahren Follow-up keine Unterschiede in der Wirksamkeit eines niedriger dosierten Cyclophosphamid-Regimes gefunden. Vor allem Mycophenolat-Mofetil hat das Potential, Cyclophosphamid endgültig vom Thron zu stoßen, wenn laufende klinische Prüfungen so ausfallen wie erwartet. Und mit den Biological Response Modifiers, die auch beim SLE zunehmend eingesetzt werden, stehen möglicherweise noch wesentlich radikalere Veränderungen ins Haus.

Vor diesem Hintergrund rascher Veränderungen erscheint es sinnvoll, den aktuellen Stand des Wissens in einem kompakten Buch zusammenzutragen. Damit verbunden ist auch eine Konzentration auf wenige Zitate, die aber in der Regel reichen sollten, die nötige Primärliteratur zu finden. Diese räumliche Beschränkung soll keineswegs die Bedeutung der vielen nicht direkt zitierten Originalarbeiten schmälern.

Dieses Buch hat das ehrgeizige Ziel, die heute verfügbaren Informationen in verdaulicher Form zu servieren und die bestehenden Unsicherheiten aufzuzeigen. Auch wenn derzeit niemand genau weiß, wie die Lupus-Welt in fünf Jahren tatsächlich aussehen wird, lassen sich so doch manche Entwicklungen abschätzen. Es ist auch klar, dass dieses Buch in wenigen Jahren deutlichen Erneuerungsbedarf haben wird. Der heutige Stand wird aber hoffentlich eine gute Grundlage bleiben.

Ich möchte mich bei meinen Ko-Autorinnen und Autoren aus insgesamt acht Zentren für ihre engagierten Beiträge und beim UNI-MED Verlag für die Einladung zu diesem Buch bedanken. Wir alle hoffen, dass Ihnen das Buch eine Hilfe im Umgang mit Ihren SLE-Patientinnen und Patienten sein wird. Ob unsere ehrgeizigen Ziele erreicht wurden, können letztlich nur Sie beurteilen – wir werden für jedes konstruktive Feedback dankbar sein.

Dresden, im Juni 2007   *Martin Aringer*

Autoren

Prof. Dr. Martin Aringer
Medizinische Klinik und Poliklinik III
Universitätsklinikum Carl Gustav Carus
Technische Universität Dresden
Fetscherstraße 74
D-01307 Dresden

(bis 31.12.2006:
Klinische Abteilung für Rheumatologie
Universitätsklinik für Innere Medizin III
Medizinische Universität Wien)

Kap. 3., 5., 6.

Ao. Univ. Prof. Dr. Christoph Aufricht
Universitätsklinik für Kinder- und Jugendheilkunde
Medizinische Universität Wien
Währinger Gürtel 18-20
A-1090 Wien

Kap. 10.

Dr. Stefan P. Berger
Department of Nephrology
Leiden University Medical Center
PO Box 9600
NL-2300 RC Leiden

Kap. 4.

OÄ Dr. Gisela Bonsmann
Klinik und Poliklinik für Hautkrankheiten
Universitätsklinikum Münster
Von-Esmarch-Straße 58
D-48149 Münster

Kap. 7.

Prof. Dr. Thomas Dörner
Institut für Transfusionsmedizin
Charité - Universitätsmedizin Berlin
Schumannstraße 20/21
D-10098 Berlin

Kap. 5.

Ao. Univ. Prof. Dr. Wolfgang Emminger
Universitätsklinik für Kinder- und Jugendheilkunde
Medizinische Universität Wien
Währinger Gürtel 18-20
A-1090 Wien

Kap. 10.

OÄ Dr. Rebecca Fischer-Betz
Klinik für Endokrinologie, Diabetologie und Rheumatologie
Heinrich Heine Universität Düsseldorf
Moorenstraße 5
D-40225 Düsseldorf

Kap. 9. (korrespondierender Autor)

Univ. Prof. Dr. Winfried B. Graninger
Klinische Abteilung für Rheumatologie
Universitätsklinik für Innere Medizin
Medizinische Universität Graz
Auenbruggerplatz 15
A-8036 Graz

Kap. 3.

Prof. Dr. Dieter Haffner
Abteilung für Allgemeine Pädiatrie
mit Nephrologie, Onkologie und Neonatologie
Universitätskinder- und -jugendklinik Rostock
Rembrandtstraße 16/17
D-18055 Rostock

Kap. 10.

Dr. Merle Haust
Hautklinik
Heinrich-Heine-Universität Düsseldorf
Moorenstraße 5
D-40225 Düsseldorf

Kap. 7.

Prof. Dr. Falk Hiepe
Medizinische Klinik mit Schwerpunkt Rheumatologie und Klinische Immunologie
Charité - Universitätsmedizin Berlin
Charitéplatz 1
D-10117 Berlin

Kap. 6.

Priv.-Doz. Dr. Annegret Kuhn
Hautklinik
Heinrich-Heine-Universität Düsseldorf
Moorenstraße 5
D-40225 Düsseldorf

Kap. 7. (korrespondierender Autor)

Univ. Prof. Dr. Ingrid Pabinger
Klinische Abteilung für Hämatologie und Hämostaseologie
Universitätsklinik für Innere Medizin I
Medizinische Universität Wien
Währinger Gürtel 18-20
A-1090 Wien

Kap. 8.

Ao. Univ. Prof. Dr. Kurt Redlich
Klinische Abteilung für Rheumatologie
Universitätsklinik für Innere Medizin III
Medizinische Universität Wien
Währinger Gürtel 18-20
A-1090 Wien

Kap. 3.

Ao. Univ. Prof. Dr. Clemens Scheinecker
Klinische Abteilung für Rheumatologie
Universitätsklinik für Innere Medizin III
Medizinische Universität Wien
Währinger Gürtel 18-20
A-1090 Wien

Kap. 8. (korrespondierender Autor)

Prof. Dr. Mathias Schneider
Klinik für Endokrinologie, Diabetologie und Rheumatologie
Heinrich Heine Universität Düsseldorf
Moorenstraße 5
D-40225 Düsseldorf

Kap. 9.

O. Univ. Prof. Dr. Josef S. Smolen
Klinische Abteilung für Rheumatologie
Universitätsklinik für Innere Medizin III
Medizinische Universität Wien
Währinger Gürtel 18-20
A-1090 Wien

Kap. 2.

Ao. Univ. Prof. Dr. Günter Steiner
Klinische Abteilung für Rheumatologie
Universitätsklinik für Innere Medizin III
Medizinische Universität Wien
Währinger Gürtel 18-20
A-1090 Wien

Kap. 1.

Dr. Georg Stummvoll
Klinische Abteilung für Rheumatologie
Universitätsklinik für Innere Medizin III
Medizinische Universität Wien
Währinger Gürtel 18-20
A-1090 Wien

Kap. 2.

Dr. Reinhard Voll
Medizinische Klinik III
Friedrich-Alexander-Universität Erlangen-Nürnberg
Krankenhausstraße 12
D-91054 Erlangen

Kap. 1.

Borgi Winkler-Rohlfing
1. Vorsitzende der Lupus Erythematodes Selbsthilfegemeinschaft e.V.
Döppersberg 20
D-42103 Wuppertal

Kap. 11.

Inhaltsverzeichnis

Autoantikörper – Diagnostik und Pathogenese

1. Autoantikörper – Diagnostik und Pathogenese

Bei Patienten mit SLE finden sich zahlreiche Autoantikörper. Diese Antikörper sind gegen intrazelluläre, insbesondere nukleäre Autoantigene, aber auch gegen Zelloberflächenmoleküle und Plasmaproteine gerichtet. Allerdings besitzen nur einige dieser Autoantikörper Relevanz für die SLE-Diagnostik, wenige dürften darüberhinaus eine Rolle bei der Immunpathogenese des SLE spielen. Das Autoantikörpermuster ist interindividuell unterschiedlich, kann sich aber auch intraindividuell im Krankheitsverlauf ändern.

Die Autoantikörperdiagnostik bildet einen zentralen Bestandteil der Diagnostik von Kollagenosen und ermöglicht teilweise Aussagen über Prognose, Krankheitsaktivität sowie das Risiko bestimmter Krankheitsmanifestationen. Antikörpertests können somit auch bei Therapieentscheidungen helfen. Dieses Kapitel gibt einen Überblick über die wesentlichen derzeit diagnostisch relevanten Autoantikörper beim SLE und weist gegebenenfalls auf ihre Bedeutung für die Immunpathogenese hin.

Neben den wichtigsten Nachweisverfahren stehen die Grundlagen für eine kritische Wertung entsprechender Autoantikörperbefunde und Richtlinien für den gezielten und kosteneffizienten Einsatz der Autoantikörperdiagnostik im Mittelpunkt dieses Kapitels.

1.1. Antinukleäre Antikörper (ANA)

Die Zielantigene antinukleärer Antikörper (ANA) sind vorwiegend im Zellkern lokalisierte Komponenten evolutionär konservierter multimolekularer Partikel. Die bedeutendste und für die Diagnostik des SLE wichtigste Gruppe von Autoantigenen bilden makromolekulare Komplexe aus Nukleinsäuren (RNA oder DNA) und Proteinen. So ist der Protein-DNA-Komplex des Nukleosoms ein zentrales Autoantigen beim SLE. Unter den zahlreichen von SLE-Autoantikörpern erkannten Protein-RNA-Komplexen sind vor allem Spleißosomen, Ro-Ribonukleoproteine und Ribosomen zu nennen. Im Allgemeinen binden Autoantikörper die Proteinkomponenten derartiger Komplexe, doch können auch Nukleinsäuren als Zielstrukturen fungieren. Häufig finden sich gleichzeitig Au-

toantikörper gegen verschiedene Bestandteile eines multimolekularen Partikels (1).

Besteht der klinische Verdacht auf einen SLE oder eine andere Kollagenose, ist als Suchtest für ANA zunächst der indirekte Immunfluoreszenztest angezeigt. Als Substrat sollten in erster Linie methanolfixierte proliferierende humane Zelllinien, vor allem die Larynxkarzinomzelllinie HEp-2, eingesetzt werden, da sie praktisch alle relevanten antinukleären Antigene in fluoreszenzmikroskopisch detektierbaren Mengen exprimieren (Abb. 1.1).

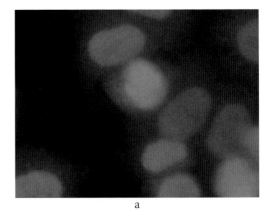

a

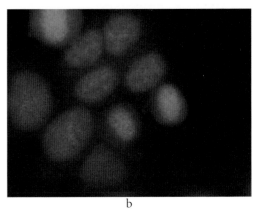

b

Abb. 1.1: Indirekte Immunfluoreszenz zum Nachweis antinukleärer Antikörper (ANA) – typische Fluoreszenzmuster auf HEp-2-Zellen. **a)** homogene Kernfluoreszenz wie bei Antikörpern gegen dsDNA, Nukleosomen oder Histone. **b)** feingranuläre Kernfluoreszenz wie bei Antikörpern gegen Ro/SS-A und La/SS-B.

Die zahlreichen nukleären Autoantigene zeigen eine mehr oder weniger charakteristische intrazelluläre Verteilung, weshalb der erfahrene Untersucher bereits aus dem Fluoreszenzmuster mögliche Autoantikörperspezifitäten eingrenzen kann (Abb. 1.1) (2). Im Falle nachweisbarer ANA erfolgt deren genaue Spezifizierung z.B. mittels ELISA, Streifchentest, Immundiffusion, Gegenstromelektrophorese oder Immunpräzipitation (2). ANA können einerseits gegen Chromatin bzw. seine Bestandteile doppelsträngige (ds)DNA und Histone, die zusammen die Nukleosomen bilden, gerichtet sein, andererseits gegen sogenannte extrahierbare nukleäre Antigene (ENA). Zu den ENA gehören Komponenten der Spleißosomen (z.B. Sm, U1-snRNP) und Ribosomen (z.B. ribosomale Phosphoproteine) sowie die Ro-Ribonukleoproteine.

1.1.1. Autoantikörper gegen doppelsträngige DNS (dsDNA)

DNS (DNA), die Trägerin der Erbinformation, liegt im Zellkern in strukturell hochorganisierter doppelsträngiger Form, komplexiert mit Histonen, aber auch Nicht-Histon-Proteinen vor. Hochaffine IgG-Antiköper gegen dsDNA sind zumeist gegen das Zucker-Phosphat-Rückgrat der dsDNA gerichtet. Sie lassen sich bei der Mehrzahl der SLE-Patienten nachweisen und besitzen gleichzeitig eine hohe Spezifität für den SLE. Im Gegensatz dazu zeigen Antikörper gegen Einzelstrang-DNA keine ausgeprägte Krankheitsspezifität (2).

Anti-dsDNA-Autoantikörper stellen den wichtigsten Marker-Antikörper für den SLE dar und treten schon frühzeitig, bisweilen sogar schon vor Ausbruch der Erkrankung auf. Zudem – und im Unterschied zu den meisten anderen Autoantikörpern – zeigen sie eine gewisse Korrelation mit der Krankheitsaktivität, wobei ein Anstieg des Titers einem Krankheitsschub vorangehen oder ihn begleiten kann (2-4). Anti-dsDNA-Antikörper treten signifikant häufiger bei Patienten mit Nierenbeteiligung auf und spielen auch eine pathogenetische Rolle, da ihre Bindung bzw. die Anlagerung von DNA-haltigen Immunkomplexen an das Glomerulum zu schweren Schädigungen des Organs (Lupus-Nephritis) führen kann (2, 4).

Zum Nachweis dieser für die Diagnostik so wichtigen Antikörper stehen verschiedene Testsysteme zur Verfügung, die sich hinsichtlich Sensitivität und Krankheitsspezifität unterscheiden. Dabei zeigt der Nachweis durch indirekte Immunfluo-

reszenz an dem Flagellaten Crithidia luciliae (Abb. 1.2) die höchste Spezifität (99 %), aber eine im Vergleich zum Radioimmunassay (Farr-Assay) und ELISA verringerte Sensitivität von nur 30-40 %. Als Goldstandard gilt nach wie vor der Farr-Assay (Sensitivität 60-70 %), der allerdings auf Grund der Verwendung radioaktiver dsDNA nur von spezialisierten Labors durchgeführt werden kann, während der ELISA auf Grund seiner relativ geringen Spezifität (bedingt durch Erfassung niedrig affiner Antikörper) bei vergleichsweise hoher Sensitivität (70-80 %) hauptsächlich als Screeningtest eingesetzt wird. In letzter Zeit sind neuartige nicht-radioaktive Nachweissysteme entwickelt worden, die eine dem Farr-Assay vergleichbare Wertigkeit zu haben scheinen und wahrscheinlich in den nächsten Jahren in zunehmendem Maße in den Routinelabors zum Einsatz kommen werden.

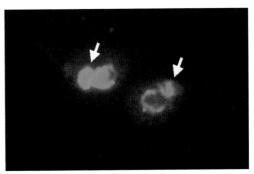

Abb. 1.2: Nachweis von Anti-dsDNA-Antikörpern mittels Crithidia luciliae-Immunfluoreszenztest. Der Kinetoplast des Flagellaten Crithidia luciliae stellt ein riesiges Mitochondrium dar und enthält somit zwar doppelsträngige DNA, aber keine Histone oder andere eukaryonte Kernproteine. Somit ist die Fluoreszenz des Kinetoplasten (Pfeil) hochspezifisch für Antikörper gegen dsDNA, während die Fluoreszenz des Crithidien-Zellkerns auch bei Antikörpern gegen Histone und andere nukleäre Proteine zu beobachten ist.

1.1.2. Autoantikörper gegen Histone

Die für den Strukturaufbau des Chromatins wichtigsten Proteine sind die Histone. Sie stellen eine Gruppe von 5 kleinen basischen, phylogenetisch hochkonservierten Proteinen dar (H1, H2A, H2B, H3, H4), die gemeinsam mit der dsDNA die Grundstruktur des Chromatins bilden. Anti-Histon-Autoantikörper gegen H1 sind für das vor mehr als 50 Jahren beschriebene LE-Zell-Phänomen verantwortlich, dessen Entdeckung einen Meilenstein in der Geschichte der rheumatologischen Autoimmunforschung darstellte.

Anti-Histon-Antikörper sind zwar mittels ELISA oder Immunoblot relativ häufig bei SLE-Patienten nachweisbar und scheinen mit der Krankheitsaktivität zu korrelieren. Ihre differentialdiagnostische Bedeutung ist jedoch begrenzt, da sie – in allerdings niedrigerer Frequenz – auch bei anderen Kollagenosen sowie bei rheumatoider Arthritis und Infektionserkrankungen auftreten können. Der arzneimittelinduzierte Lupus erythematodes ist regelmäßig mit Anti-Histon-Antikörpern assoziiert, die nach Absetzen des ursächlichen Medikaments wieder negativ werden; Anti-dsDNA-Antikörper finden sich dagegen fast nie. Insgesamt sind Anti-Histon-Antikörper wegen ihrer geringen Spezifität diagnostisch entbehrlich, allenfalls bei Verdacht auf arzneimittelinduzierten Lupus erythematodes können sie im Einzelfall hilfreich sein.

1.1.3. Autoantikörper gegen Nukleosomen

Nukleosomen stellen mit einem Durchmesser von etwa 10 nm die kleinsten Chromatin-Untereinheiten dar. Sie bestehen aus einem aus 4 Homodimeren von H2A-H2B, H3 und H4 aufgebauten oktameren Histon-Komplex, um den ein 146 Basenpaare umfassender DNA-Abschnitt gewunden ist. Nukleosomen sind durch kurze DNA-Sequenzen verbunden (sog. Linker-DNA), die mit jeweils einem Molekül des Histons H1 sowie Nicht-Histon-Proteinen assoziiert sind.

Einige Antikörper gegen Nukleosomen können auch an isolierte Histone oder dsDNA binden, zeigen jedoch oft höhere oder sogar alleinige Affinität zu den komplexen Quartärstruktur-abhängigen Konformationsepitopen des Nukleosoms (Nukleosomen-spezifische Antikörper). Anti-Nukleosomen-Antikörper können mittels ELISA oder Streifchentest bestimmt werden und zeigen eine im Vergleich zu Anti-DNA-Antikörpern etwas höhere Sensitivität von etwa 60-70 % (bei allerdings etwas geringerer Krankheitsspezifität) und bilden somit besonders bei Anti-dsDNA negativen Patienten eine wertvolle Ergänzung für die SLE-Diagnostik. Darüber hinaus kommt den Anti-Nukleosomen-Antikörpern auch pathogenetische Bedeutung zu, da sie – ebenso wie Anti-dsDNA-

Antikörper – durch Ablagerung am Glomerulum an der Entstehung der Lupus-Nephritis beteiligt sein dürften (5). Auch scheint der Titerverlauf mit der Krankheitsaktivität zu korrelieren (5).

1.1.4. Autoantikörper gegen PCNA

Das "Proliferating Cell Nuclear Antigen" (PCNA) bildet mit einer Reihe von Proteinen verschiedene DNA-bindende Multiproteinkomplexe, welche in Prozesse wie DNA-Replikation, DNA-Reparatur und Zellzyklus-Regulation involviert sind. Autoantikörper gegen PCNA gelten als hochspezifisch für den SLE, sind jedoch nur selten (in ca. 3-7 % der Fälle) zu finden (6). Das Vorkommen von Anti-PCNA-Antikörpern bei SLE-Patienten ist assoziiert mit Nieren- und ZNS-Manifestationen sowie Thrombozytopenie (1). In der indirekten Immunfluoreszenz auf HEp-2-Zellen zeigen Anti-PCNA-Antikörper eine charakteristische pleomorphe nukleäre Fluoreszenz entsprechend der zellzyklusabhängigen Expression des PCNA, der spezifische Nachweis erfolgt meist mittels ELISA oder Immundiffusion.

1.1.5. Anti-Sm Autoantikörper

In eukaryoten Zellen werden fast alle mRNAs als große Vorläufermoleküle (prä-mRNA) transkribiert, die durch Entfernung der Intron-Sequenzen, Polyadenylierung und Anfügen von Trimethylguanosin (der sog. "Cap"-Struktur) zur reifen translatierbaren mRNA prozessiert und aus dem Zellkern ausgeschleust werden müssen. Diese Prozessierung findet an äußerst komplexen und dynamischen nukleären Strukturen, den Spleißosomen, statt. Wichtigste Komponenten des Spleißosoms sind die sog. kleinen nukleären (engl: small nuclear, sn) Ribonukleoproteine (RNPs), die auch die immundominanten Zielstrukturen der Anti-Spleißosom-Autoantikörper darstellen. Die Grundstruktur der snRNPs besteht aus je einer von insgesamt 5 kleinen, wegen ihres hohen Gehalts an Uridin so genannten U RNAs und den 8 Sm-Proteinen (B, B′, D1, D2, D3, E, F, G), die mit den U RNAs assoziiert sind (Abb. 1.3).

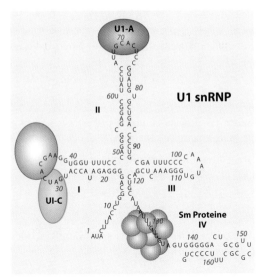

Abb. 1.3: Molekulare Struktur der U1-snRNP. Die 5 snRNPs (U1-, U2-, U4-, U5-, U6-snRNP) des Spleißosomes besitzen die gleiche Grundstruktur, die hier am Beispiel des U1-snRNP aufgezeigt wird. Die für die jeweiligen U-snRNPs spezifischen Proteine, im Falle des U1-snRNP U1-A, U1-C sowie 70K, binden an spezifische Bindungsstellen auf der U1-snRNA. Die Sm-Proteine (B, B´, D1, D2, D3, E, F, G) interagieren mit der konservierten Sm-Bindestelle in der Subdomäne IV der U1-snRNA.

Anti-Sm-Antikörper sind vor allem gegen die Sm-Proteine B/B´ und D gerichtet, die als Hauptimmunogene des Sm-Partikels angesehen werden. Ein strukturelles Charakteristikum von Sm-B sind Prolin-reiche Motive im C-terminalen Bereich, die auch Hauptepitope darstellen. Ähnliche Prolin-reiche Motive existieren auch in den U1-snRNP-spezifischen Proteinen U1-A und U1-C und interessanterweise auch in einem viralen Protein, dem Epstein-Barr nukleären Antigen 1 (EBNA-1). Dies gab zusammen mit der erhöhten Prävalenz von EBV-Infektionen bei jungen SLE-Patienten Anlass zu Spekulationen über eine pathogenetische Kreuzreaktion zwischen EBNA-1 und Sm-B, die unter bestimmten Voraussetzungen zu einem Toleranzbruch gegen das Sm-B-Protein und in weiterer Folge auch zu Autoimmunreaktionen gegen andere spleißosomale Antigene führen könnte (7).

Anti-Sm-Antikörper können mittels ELISA, Streifchentest oder Immunoblot nachgewiesen werden. Sie gelten als hochspezifisch für den SLE und sind deshalb trotz ihrer geringen Prävalenz

(10-15 % bei europäischen Patienten) von großem diagnostischen Wert.

1.1.6. Autoantikörper gegen U1-snRNP (U1 RNP, nRNP)

Das U1-snRNP (auch als U1-RNP oder nRNP bezeichnet) besteht aus der U1-RNA, den Sm- Proteinen sowie den 3 für dieses snRNP spezifischen Proteinen 70K, U1-A, und U1-C (Abb. 1.3) (1). Antikörper gegen U1-snRNP Proteine werden mittels ELISA, Streifchentest oder Immunoblot bestimmt, wobei dem 70K-Protein der höchste diagnostische Stellenwert zukommt und Anti-70K Antikörper häufig den beiden anderen Reaktivitäten vorausgehen. Sie sind in Seren von 20-30 % der SLE- aber auch in bis zu 10 % der Seren von Sklerodermie-Patienten zu finden, in hohen Titern in allen Seren von Patienten mit Mischkollagenose ("Mixed Connective Tissue Disease"), wobei sie bei letzterer Erkrankung ein notwendiges Klassifikationskriterium darstellen. Bemerkenswerterweise wurde bei SLE-Patienten mit hohen Anti-U1-RNP-Titern eine signifikant erniedrigte Inzidenz von Lupus-Nephritis gefunden, wobei dieser "protektive" Effekt vor allem mit Antikörpern gegen das 70K-Antigen korrelierte (8).

1.1.7. Autoantikörper gegen Ro/SS-A und La/SS-B

Über die Funktion von Ro-Ribonukleoproteinen ist noch wenig bekannt, doch weisen jüngste Befunde auf eine mögliche Rolle in der Qualitätskontrolle der RNA-Synthese und bei der zellulären Stress-Antwort hin. Das 60 kD Protein Ro60 oder SS-A (für Sjögren Syndrom A) und das 48 kD Phosphoprotein La oder SS-B sind Hauptbestandteile der Ro Ribonukleoproteine, in denen sie mit einer von 4 kleinen als Y RNAs bezeichneten RNAs assoziiert sind. Im Gegensatz zu Ro60 bindet das wesentlich reichlicher vorhandene La-Antigen nicht nur an Y-RNA, sondern auch an die Vorläuferstufen anderer kleiner RNAs (z.B. Transfer-RNA). Die beiden Proteine weisen keine signifikanten strukturellen Gemeinsamkeiten auf, es bestehen auch keinerlei immunologische Kreuzreaktivitäten. Ein weiteres Protein mit einem Molekulargewicht von 52 kD, das Ro52-Antigen, wurde ursprünglich als Bestandteil der Ro-RNPs betrachtet, was sich in nachfolgenden Untersuchungen jedoch nicht bestätigte. Interessanterweise treten aber Antikörper gegen Ro52 häufig gemeinsam mit Anti-Ro60 Antikörpern auf (1, 2).

Antikörper gegen beide Ro-Proteine sind bei etwa 40-60 % der SLE Patienten, bei bis zu 80 % der Patienten mit primärem Sjögren-Syndrom und bei 90-100 % der Patienten mit subakutem kutanen Lupus erythematodes nachweisbar, in niedrigerer Frequenz (bis zu 10 %) allerdings auch bei anderen Kollagenosen. Eine Ausnahme stellt die Poly-/Dermatomyositis dar, bei der Anti-Ro52-Antikörper (ohne begleitende Anti-Ro60-Antikörper) fast immer gemeinsam mit Anti-Jo1 Antikörpern vorkommen (1, 9).

Antikörper gegen Ro-Proteine dürften eine pathogenetische Rolle beim neonatalen Lupus erythematodes (NLE) spielen, da sie bei praktisch allen betroffenen Kindern (sowie deren Müttern) nachweisbar sind und somit einen erheblichen Risikofaktor für den kongenitalen Herzblock des Kindes darstellen und neuere Befunde auf eine direkte Beteiligung von Anti-Ro-Antikörpern am – allerdings seltenen – NLE hindeuten (9, 10). Die Bindung von Anti-Ro- und Anti-La-Antikörpern an apoptotische Kardiomyozyten beeinträchtigt die Phagozytose der toten Zellen und dürfte somit Entzündungsreaktionen und Fibrosierung Vorschub leisten (11).

Antikörper gegen La/SS-B sind bei etwa 15-20 % der SLE-Patienten nachweisbar, treten aber in hoher Frequenz (60-70 %) bei Patienten mit primärem Sjögren-Syndrom auf, fast immer gemeinsam mit Anti-Ro-Antikörpern, wohingegen Anti-Ro-Antikörper beim SLE häufig auch ohne begleitende Anti-La Antikörper vorkommen. Durch ihre hohe Inzidenz beim primären Sjögren-Syndrom haben Anti-La Antikörper vor allem für die Differentialdiagnostik dieser Erkrankung Bedeutung. Ferner erhöht die Anwesenheit von Anti-La Antikörpern bei Ro-positiven Schwangeren das Risiko für den kongenitalen Herzblock des Kindes (1, 9).

1.1.8. Autoantikörper gegen ribosomale Phosphoproteine

Ribosomen stellen die größten Ribonukleoprotein-Komplexe der Zelle dar. Sie bestehen aus 2 großen und 2 kleinen RNAs und mehr als 80 verschiedenen Proteinen. Von diesen fungieren aber nur einige wenige als Zielstrukturen der systemischen Autoimmunantwort. Von diagnostischer Bedeutung sind vor allem die 3 kleinen nahe miteinander verwandten Phosphoproteine P0, P1 und P2. Autoantikörper gegen diese Proteine treten fast ausschließlich beim SLE auf, sind allerdings nur bei etwa 5-8 % der Patienten nachweisbar. Anti-rRNP Antikörper zeigen eine gewisse Korrelation mit neuropsychiatrischer Symptomatik, wobei unklar ist, inwieweit ihnen pathogenetische Bedeutung zukommt (12).

In der Immunfluoreszenz ergeben ribosomale Antikörper auf Grund der Lokalisation der Ribosomen im Zytoplasma und den Nukleoli ein sehr charakteristisches Muster (feingranuläre Färbung des Zytoplasmas sowie Anfärbung der Nukleoli). Als bestätigender Test kann der Immunoblot oder ein Streifchentest dienen.

Antigen	Sensitivität	Spezifität
dsDNA	30-70 %*	85-99 %*
Histone	40-60 %	70-85 %
Nukleosomen	60-80 %	90 %-95 %
PCNA	3-7 %	99 %
Sm	10-15 %	99 %
U1 RNP	20-30 %	85-90 %
Ro/SS-A	40-60 %	80-90 %
La/SS-B	15-20 %	85-90 %
rRNP	5-8 %	99 %

Tab. 1.1: Sensitivität und Spezifität diagnostisch bedeutsamer antinukleärer Antikörper. *Abhängig vom verwendeten Testsystem und von der Krankheitsaktivität. Höchste Spezifität bei allerdings relativ niedriger Sensitivität zeigt dabei der Nachweis mittels indirekter Immunfluoreszenz im Crithidia Test, während andererseits ELISAs die sensitivsten, aber auch unspezifischsten Nachweissysteme darstellen.

1.2. Antikörper gegen Plasma-/Serumkomponenten

1.2.1. Antikörper gegen Komplement C1q

Die kollagenähnliche Domäne der Komplementkomponente C1q kann Zielstruktur von Autoantikörpern sein, vor allem bei Patienten mit SLE, hypokomplementämischer urtikarieller Vaskulitis und Felty-Syndrom. Beim SLE sind C1q-Antikörper mit der Krankheitsaktivität, insbesondere aktiver Nephritis, assoziiert. Vermutlich induzieren

C1q-Antikörper die weitere Aggregation von Immunkomplexen, an die bereits C1q gebunden ist, und verstärken die subendothelialen Immunkomplexablagerungen im Glomerulum. Somit dürften C1q-Antikörper eine Rolle bei der Entstehung der Lupusnephritis, besonders proliferativer Formen, spielen. Bei 17 % bis 46 % der Lupuspatienten werden C1q-Antikörper gefunden, besteht eine Lupusnephritis, so werden C1q-Antikörper in bis zu 74 % diagnostiziert (13).

1.2.2. Antikörper gegen Gerinnungsfaktoren

Nur selten finden sich beim SLE klinisch relevante Autoantikörper gegen Gerinnungsfaktoren, z.B. gegen Faktor VIII (sog. Hemmkörperhämophilie), die eine hämorrhagische Diathese bedingen können. Sie führen zu entsprechenden Veränderungen der Gerinnungstests und werden durch Einzelfaktoranalysen und Plasmatauschversuche charakterisiert (2).

1.2.3. Anti-β_2-Glykoprotein-I-Antikörper, Phospholipid-Antikörper und Lupus-Antikoagulans

Phospholipidantikörper binden an neutrale und negativ geladene Phospholipide. Antikörper, die gegen die Phospholipide selbst gerichtet sind, treten vorwiegend parainfektiös (z.B. bei Lues) auf und gehen kaum mit einem erhöhten Thromboserisiko einher. Im Gegensatz hierzu binden die für das Antiphospholipidsyndrom verantwortlichen Antikörper überwiegend an einen Komplex aus Phospholipiden und dem Serumbestandteil β_2-Glykoprotein I (β_2GPI). β_2GPI interagiert mit den prokoagulatorischen Membranen aktivierter Thrombozyten bzw. geschädigter Zellen, die intrazelluläre Phospholipide wie Cardiolipin und Phosphatidylserin auf ihrer Oberfläche exponieren. Die gegen β_2GPI gerichteten Autoantikörper hemmen die antikoagulatorische Wirkung von β_2GPI, wodurch das Thromboserisiko steigt (2, 14).

Auch das so genannte Lupus-Antikoagulans, das charakteristischerweise die aktivierte partielle Thrombinzeit (aPTT) verlängert, gehört zur Gruppe der Phospholipidantikörper. Im Gegensatz zu den gerinnungshemmenden Eigenschaften *in vitro* stehen *in vivo* die prokoagulatorischen,

Thrombose-induzierenden Wirkungen im Vordergrund (14).

Phospholipidantikörper werden beim primären und sekundären Antiphospholipidsyndrom gefunden, letzteres tritt besonders beim SLE öfters auf. Neben arteriellen und venösen Thrombosen und Thrombembolien ist das Antiphospholipidsyndrom mit Thrombopenie, Raynaud-Symptomatik, Livedo reticularis bzw. racemosa und Aborten assoziiert. Die Diagnose eines Antiphospholipidsyndroms erfordert neben der entsprechenden klinischen Symptomatik den zweimaligen Nachweis von Anti-Cardiolipin-, β_2GPI-, oder ggf. Phosphatidylserin-Antikörpern der Immunglobulinklasse G (GPL), M (MPL) oder A (APL), oder einen bestätigten Lupus-Antikoagulans-Befund. Die einzelnen Tests sind komplementär und nicht alternativ zu verstehen. So ist das Lupus-Antikoagulans nur bei ca. 20 % der Patienten mit positiven Anti-Cardiolipin-Antikörpern nachweisbar, umgekehrt sind Anti-Cardiolipin-Antikörper bei 80 % der Patienten mit Lupus-Antikoagulans detektierbar. Für die Diagnose des Antiphospholipidsyndroms sind Antikörper gegen β_2GPI zwar spezifischer, jedoch weniger sensitiv als Anti-Cardiolipin-Antikörper. Bei klinischem Verdacht sollten zumindest das Lupus-Antikoagulans und die Cardiolipin-Antikörper (GPL, MPL, ggf. APL) bestimmt werden. Bei negativen Befunden und fortbestehendem klinischen Verdacht ist die Bestimmung von Antikörpern gegen β_2GPI und gegen weitere Phospholipide, besonders Phosphatidylserin, in Speziallabors möglich (1, 2, 14). Die Suche nach Phospholipidantikörpern und Lupus-Antikoagulans ist bei Verdacht auf Antiphospholipidsyndrom bzw. SLE (neues ACR-Kriterium für SLE), zur Ursachensuche einer verlängerten aPTT und bei unklaren Thrombopenien, und bei bekanntem SLE in ca. jährlichen Abständen zur Risikoabschätzung thrombembolischer Komplikationen indiziert.

1.3. Autoantikörper gegen Leukozyten, Erythrozyten und Thrombozyten

Eine meist passagere selektive oder kombinierte Verminderung von Blutzellreihen finden wir bei vielen SLE-Patienten. Während dies bei unbehandelten Patienten fast immer Ausdruck der aktiven

Grunderkrankung ist und eine Behandlungsindikation darstellen kann, muss bei Patienten unter immunsuppressiver Therapie differentialdiagnostisch an Medikamentennebenwirkungen gedacht werden. Häufig finden sich beim SLE Autoantikörper gegen Blutzellen, die vorwiegend über Antikörper-vermittelte zelluläre Zytotoxizität (ADCC) und Sequestrierung durch Leber- und Milzmakrophagen zu einer Zerstörung ihrer Zielzellen führen dürften.

1.3.1. Antikörper gegen Erythrozyten

IgG- oder IgM-Autoantikörper gegen Erythrozyten werden im direkten und indirekten Coombstest nachgewiesen und dann mithilfe spezieller Analysen näher charakterisiert. Während sich bei etwa der Hälfte der SLE-Patienten ein positiver Coombstest findet, hat dies nur bei den wenigen Patienten mit Hämolysezeichen bzw. hämolytischer Anämie klinische Relevanz (2, 15). Vor allem Wärmeautoantikörper vom IgG-Typ können Ursache einer Autoimmunhämolyse sein, nur selten verursachen Kälteagglutinine eine Hämolyse. Gegebenenfalls müssen Kälteagglutinine auch als Auslöser einer Raynaud-Symptomatik in Betracht gezogen werden.

1.3.2. Autoantikörper gegen Thrombozyten

Bei einigen SLE-Patienten besteht eine Immunthrombozytopenie, die der chronischen idiopathischen thrombozytopenischen Purpura (ITP) ähnelt. Gelegentlich wird zunächst eine ITP diagnostiziert, bis – zum Teil Jahre später – die Diagnose eines SLE gestellt werden kann, dessen erstes Symptom die Immunthrombopenie war. Durch eine deutlich gesteigerte Sequestrierung der Antikörper-beladenen Thrombozyten ist die Thrombozytenlebensdauer erheblich verkürzt, so dass es trotz gesteigerter Thrombopoiese im Knochenmark zu mehr oder weniger ausgeprägten Thrombopenien mit Petechien oder gar manifesten Blutungen kommt. Thrombozyten-gebundenes IgG wurde bei fast allen thrombopenischen SLE-Patienten, aber auch einigen Patienten mit normalen Thrombozytenzahlen gefunden (15). Die Bestimmung von Autoantikörpern gegen Thrombozyten kann bei Verdacht auf eine Immunthrombozytopenie die Diagnose erhärten und hilfreich bei der Abgrenzung gegen medikamentös-toxische bzw. infektiöse Ursachen sein. Gerade bei SLE-Patienten unter myelosuppressiver Therapie muss immer auch an eine kombinierte Ursache einer Thrombopenie gedacht werden. Allerdings fehlen bisher zuverlässige, einfache, sensitive und gleichzeitig spezifische Nachweismethoden für Thrombozytenantikörper, so dass ihre Bestimmung nur selten indiziert und das Ergebnis mit Vorsicht zu interpretieren ist.

1.3.3. Autoantikörper gegen Leukoyzten

Antikörper gegen neutrophile Granulozyten und gegen Lymphozyten sind ein häufiger Befund bei SLE-Patienten. Die Titer der antineutrophilen Antikörper korrelieren jedoch nicht mit der Neutrophilenzahl. Die Titer der Anti-Lymphozyten-Antikörper zeigen einen gewissen Zusammenhang mit dem Auftreten von Lymphopenien. In der Routinediagnostik des SLE spielt der Nachweis von Antikörpern gegen Leukozytenoberflächenantigene keine Rolle. Gelegentlich findet sich eine Serumreaktivität gegen zytoplasmatische Neutrophilen-Antigene, besonders pANCA (perinukleäre Anti-Neutrophilen cytoplasmatische Antikörper), nicht cANCA (15).

1.4. Weitere Autoantikörper beim SLE

Zahlreiche weitere Autoantikörperspezifitäten wie z.B. Antikörper gegen die nukleären Antigene Ki und Ku sind beim SLE beschrieben, besitzen wegen ihrer geringeren Sensitivität und Spezifität jedoch in der Routinediagnostik keine Bedeutung. Zumeist niedrigtitrige Rheumafaktoren lassen sich besonders im Latextest, der bevorzugt IgM-Rheumafaktoren nachweist, bei ca. einem Drittel der SLE-Patienten finden. Ob der Nachweis von Rheumafaktoren prognostische Bedeutung hat bzw. mit bestimmten Krankheitsverläufen assoziiert ist, wird kontrovers diskutiert. Antikörper gegen citrullinierte cyclische Peptide (anti-CCP) sind weitgehend spezifisch für die chronische Polyarthritis, werden jedoch in niedrigen Titern vereinzelt auch bei SLE-Patienten gefunden.

1.5. Richtlinien für eine gezielte Autoantikörperdiagnostik beim SLE

Besteht der klinische Verdacht auf einen SLE oder eine andere Kollagenose, so sollten zunächst der ANA-Fluoreszenztest durchgeführt, sowie Anti-Cardiolipin-Antikörper und das Lupus-Antikoagulans bestimmt werden. Sind alle 3 Tests negativ, so ist ein SLE sehr unwahrscheinlich. Besteht der klinische Verdacht dennoch fort, so sollten diese Untersuchungen nach einigen Wochen wiederholt werden, möglichst ergänzt durch den gezielten Nachweis von Anti-Ro-Antikörpern, die bei niedriger Expression in den Substratzellen übersehen werden können, und die Bestimmung von Antikörpern gegen ribosomales Phosphoprotein. Normalerweise ist erst nach einem positiven ANA-Fluoreszenztest die Bestimmung der ANA-Subspezifitäten sinnvoll (Abb. 1.4). Sie können gezielt entsprechend des ANA-Fluoreszenzmusters angefordert werden.

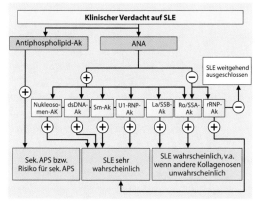

Abb. 1.4: Flussdiagramm der Labordiagnostik bei Verdacht auf SLE (modifiziert nach Conrad et al., 2001 (16). Bei jedem klinischen Verdacht auf SLE sollten zunächst die ANA und Antiphospholipid-Antikörper bestimmt werden. Bei positiver indirekter Immunfluoreszenz auf ANA erfolgt die Subspezifizierung. Antikörper gegen Sm, dsDNA, Nukleosomen und ribosomale Phosphoproteine sind so spezifisch für den SLE, dass sie diagnostisch richtungsweisend sein können, auch wenn die ARA-Kriterien (noch) nicht erfüllt sind. Antikörper gegen Phospholipide bzw. das Lupusantikoagulans sind Bestandteil der aktuellen Klassifikationskriterien des SLE. Sie weisen auf ein erhöhtes Risiko thrombembolischer Komplikationen bzw. – bei entsprechenden Symptomen – auf ein manifestes primäres oder sekundäres Antiphospholipidsyndrom hin.

Nach der gesicherten Diagnose sind wiederholte ANA- bzw. ENA-Bestimmungen in der Regel überflüssig, mit Ausnahme der Quantifizierung der Anti-dsDNA- oder Anti-Nukleosomen-Antikörper, die im intraindividuellen Verlauf bei der Einschätzung der Krankheitsaktivität helfen. Auch ist vor bzw. im Rahmen einer Schwangerschaft die Bestimmung der Ro- und La-Antikörper angezeigt, um eine besondere Überwachung des Feten hinsichtlich der Entwicklung eines kongenitalen Herzblocks veranlassen zu können. Die Bestimmung der Antiphospholipidantikörper und des Lupusantikoagulans ist, neben Schwangerschaften, erforderlich bei Verdacht auf ein Antiphospholipidsyndrom. Die z.B. jährliche Bestimmung bei Lupuspatienten kann zur Abschätzung des Thromboserisikos sinnvoll sein.

1.6. Literatur

1. Steiner G, Conrad K: Autoantigene. In: Ganthen D, Ruckpaul K, Gay S, Kalden JR (Hrsg): Molekularmedizinische Grundlagen von rheumatischen Erkrankungen, Springer-Verlag Berlin Heidelberg, 1. Auflage, 2003 (Seite 124-164)

2. Burkhardt H, Voll RE: Autoantikörper bei rheumatischen Erkrankungen. In: Ganthen D, Ruckpaul K, Gay S, Kalden JR (Hrsg): Molekularmedizinische Grundlagen von rheumatischen Erkrankungen, Springer-Verlag Berlin Heidelberg, 1. Auflage, 2003 (Seite 165-211)

3. Okamura M, Kanayama Y, Amastu K, Negoru N, Kohda S, Takeda T, Inue T. Significance of enzyme linked immunosorbent assay for antibodies to double stranded and single stranded DNA in patients with lupus nephritis: correlation with renal histology. Ann Rheum Dis 1993; 52: 14-20

4. Hahn BH. Antibodies to DNA. N Engl J Med 1998; 338: 1359-1368

5. Van Bavel CC, Van der Vlag J, Berden JH. Anti-Nukleosome Autoantibodies. In: Shoenfeld Y, Gershwin ME, Meroni PL (Hrsg.): Autoantibodies. Elsevier Amsterdam, Boston, Heidelberg, 2. Auflage, 2007 (Seite 197-210)

6. Takeuchi K, Kaneda K, Kawakami I et al. Autoantibodies recognizing proteins copurified with PCNA in patients with connective tissue diseases. Mol Biol Rep 1996; 23: 243–246

7. James JA, Harley JB, Scofield RH. Role of viruses in systemic lupus erythematosus and Sjögren syndrome. Curr Opin Rheumatol 2001; 13: 370-376

8. Margaux J, Hayem G, Palazzo E et al. Clinical usefulness of antibodies to U1snRNP proteins in mixed con-

nective tissue disease and systemic lupus erythematosus. Rev Rheum 1998; 65: 378-386

9. Reichlin M, Harley JB: Antibodies to Ro/SSA and La/SSB. In: Wallace DJ, Hahn BH (Hrsg): Dubois´ lupus erythematosus. Lippincott Williams & Wilkins Philadelphia, Baltimore, New York, 7. Auflage, 2007 (Seite 487-499)

10. Buyon JP, Clancy RM. Neonatal lupus: basic research and clinical perspectives. Rheum Dis Clin North Am 2005;31: 299-313

11. Clancy RM, Neufing PJ, Zheng P, O'Mahony M, Nimmerjahn F, Gordon TP, Buyon JP. Impaired clearance of apoptotic cardiocytes is linked to anti-SSA/Ro and -SSB/La antibodies in the pathogenesis of congenital heart block. J Clin Invest 2006;116: 2413-22

12. Watanabe T, Sato T, Uchiumi T, Arakawa M. Neuropsychiatric manifestations in patients with systemic lupus erythematosus: diagnostic and predictive value of longitudinal examination of anti-ribosomal P antibody. Lupus 1996;5: 178-83

13. Werner MH: Autoantibodies to C1q. In: Shoenfeld Y, Gershwin ME, Meroni PL (Hrsg.): Autoantibodies. Elsevier Amsterdam, Boston, Heidelberg, 2. Auflage, 2007 (Seite 703-711)

14. McCarty GA: The lupus anticoagulant and antiphospholipid antibodies. In: Wallace DJ, Hahn BH (Hrsg): Dubois´ lupus erythematosus. Lippincott Williams & Wilkins Philadelphia, Baltimore, New York, 7. Auflage, 2007 (Seite 514-526)

15. Quismorio FP Jr: Other serologic abnormalities in systemic lupus erythematosus. In: Wallace DJ, Hahn BH (Hrsg): Dubois´ lupus erythematosus. Lippincott Williams & Wilkins Philadelphia, Baltimore, New York, 7. Auflage, 2007 (Seite 527-549)

16. Conrad K, Schößler W, Hiepe F. Autoantikörper bei systemischen Autoimmunerkrankungen. Ein diagnostischer Leitfaden. Pabst Science Publishers, Lengerich, 2001

Kurze Einführung in Klinik, Diagnose und Aktivitätsmessung

2. Kurze Einführung in Klinik, Diagnose und Aktivitätsmessung

Der Begriff Lupus ("Wolf") wurde seit dem 18. Jahrhundert für eine Vielzahl unterschiedlicher Hauterkrankungen verwendet. Die erste historisch fassbare Beschreibung der Hauterscheinungen des Lupus erythematodes stammt von Biett 1833, der Name der Erkrankung wurde von seinem Schüler Cazenave 1850 geprägt, Hebra beschrieb 1856 die Schmetterlingsgestalt des Lupus-Erythems. Der Wiener Dermatologe Moriz Kaposi erfasste den Lupus erythematodes als potentiell lebensbedrohliche systemische Erkrankung und beschrieb 1869 und 1872 die wesentlichsten der allgemeinen und internistischen Manifestationen (1).

Die Prävalenz des SLE liegt in europäischen Studien zwischen 25 und 91 auf 100.000 (2), das Verhältnis Frauen:Männer bei 10:1 und das Durchschnittsalter zu Krankheitsbeginn bei 29 Jahren (3). Neben dem Geschlecht spielen genetische Faktoren, ethnische Zugehörigkeit und sozioökonomischer Status eine Rolle.

Das Wissen über die Ätiologie des SLE folgte lange Kaposis Einschätzung von 1872, dass wir "nicht in der Lage sind, einige befriedigende Daten über die Ursache des Lupus erythematodes anzugeben." Mit Hargraves Entdeckung der LE-Zelle 1948 jedoch beginnt die Identifikation der immunologischen Besonderheiten des SLE. Verschiedenste Autoantikörper sind krankheitstypisch: Neben den Anti-Histon-Antikörpern, die das LE-Zell-Phänomen auslösen, binden sie andere Chromatinstrukturen wie doppelsträngige DNA (dsDNA), aber auch RNA-bindende Proteine (Sm, Ro, La, RA33) und Zelloberflächenstrukturen (Phospholipide, andere Erythrozyten-, Thrombozyten-Antigene und ähnliches).

Ein Teil dieser Autoantikörper ist pathogen, entweder direkt, oder durch Formierung von Immunkomplexen, die sich im Gewebe bilden oder ablagern und lokal für die Entzündung in verschiedenen Organen (Niere, Gelenke, Haut, Gefäßsystem) verantwortlich sind. Generell gesagt, sind die meisten Organmanifestationen eine Folge von (Immunkomplex-vermittelten) entzündlichen oder vaskulitischen Prozessen, eine Konsequenz der Abräumung oder direkten Zerstörung Antikörper-

beladener Zellen, oder eine Folge thrombotisch/thromboembolischer Ereignisse im Rahmen einer gesteigerten Gerinnungsneigung.

2.1. Wesentliche klinische Manifestationen

Klinisch gekennzeichnet ist der SLE durch eine variable Kombination von Allgemeinsymptomen wie Fieber, Abgeschlagenheit ("Fatigue") oder generalisierte Lymphadenopathie, den typischen Befall der Haut (☞ Kap. 8.), muskuloskelettale Symptome wie Myalgien/Arthralgien, Myositis und Arthritis und die potentiell lebensbedrohliche Beteiligung innerer Organe. Eine erhöhte Gerinnungsbereitschaft kann zu Thrombosen und Thromboembolien führen und ist oft schwierig von der primär entzündlichen Organbeteiligung beim SLE zu differenzieren.

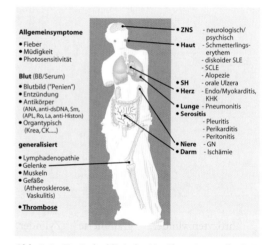

Abb. 2.1: Typische klinische Manifestationen des SLE.

■ Muskuloskelettale Symptome

Arthralgien und Arthritis sind häufig beim SLE und oft die ersten Symptome bei Krankheitsbeginn. Die Arthritis kann zu Fehlstellungen führen (Jaccoud-Arthropathie), hinterlässt aber in der Regel keine radiologischen Veränderungen im Sinne von Usuren (4). Ebenso finden sich beim SLE echte Myositiden, oder, ohne von außen fassbares Substrat, Myalgien durch Immunkomplexe oder ein sekundäres Fibromyalgiesyndrom.

■ Nierenbeteiligung

Verschiedene Formen der Glomerulonephritis (GN) mit unterschiedlich schlechter Prognose treten bei etwa der Hälfte aller Lupus-Patienten auf. Sie waren vor Verfügbarkeit der Hämodialyse die häufigste Todesursache. Im Glomerulum kommt es nach der Ablagerung von Immunkomplexen zur lokalen Entzündungsreaktion, in der proinflammatorische Zytokine eine wichtige Rolle spielen. In Folge wird der glomeruläre Filter auch für große Moleküle durchlässig, weshalb Protein im Harn nachgewiesen werden kann. Als Zeichen der akuten Nephritis erscheinen Blutzellen und aus im Tubulus gepressten Leukozyten oder Erythrozyten bestehende Zylinder im Harnsediment.

Die richtige histopathologische Zuordnung der GN ist für die weitere Therapie und Prognose von zentraler Bedeutung, weshalb letztlich die Nierenbiopsie der Goldstandard in der Diagnose der GN ist. Die Einteilung und Klassifizierung der Lupus-GN ist Gegenstand intensiver Debatten, wobei die ursprüngliche WHO-Klassifikation mehrfach modifiziert wurde (5). Übersichtsmäßig werden sie unterschieden in die mesangiale GN (Klasse II), die fokal-segmental (III) und diffus proliferative GN (IV), die membranöse GN (V), sowie ein Endstadium (Klasse VI). Die Art der Nephritis ist wesentlich von der Lokalisation der Immunkomplexe abhängig; Mischformen kommen vor. Die mesangiale und membranöse GN haben generell eine bessere Prognose als die proliferativen Formen (WHO III und IV) und als das Spätstadium mit chronischen Schäden.

Eine wichtige Rolle in der Beurteilung einer Nierenbeteiligung spielen, neben dem Anstieg der Retentionsparameter im Serum, das Harnsediment (Erythrozytenzylinder, "granulierte" Zylinder, sterile Leukozyturie, Erythrozyturie) und die Quantifizierung der Proteinurie (☞ auch Tab. 2.1 und 2.2) (6). Therapeutische Aspekte der Nierenbeteiligung beim SLE werden in den Kapiteln 3. und 4. behandelt.

■ Serositis

SLE-Pleuritis (30-60 %) und Perikarditis (11-54 % in echokardiographischen Studien) sind häufig, die SLE-Peritonitis ist seltener (11 %). Die Ergüsse sind meist gering oder mäßig ausgedehnt, die Flüssigkeit üblicherweise ein Exsudat. Alle Serositiden wurden in Autopsie-gestützten Studien häufiger gefunden, was das Problem der klinischen Diagnose (in vivo) unterstreicht.

■ Lungenbeteiligung

Die Lungenbeteiligung beim SLE manifestiert sich in erster Linie als akute Pneumonitis (Prävalenz 4-9 %), seltener als chronisch interstitielle Erkrankung, pulmonale Hypertension (PAH) oder Lungenblutung. Daneben kommen, vor allem im Rahmen eines sekundären Antiphospholipid-Syndroms (APS), Pulmonalembolien vor.

Die akute Lupus-Pneumonitis präsentiert sich klassisch mit Fieber, Dyspnoe, Husten, Tachypnoe, Zyanose, pleuritischem Thoraxschmerz und manchmal Hämoptoe und tritt zumeist im Rahmen eines generalisierten SLE-Schubes auf. In bildgebenden Verfahren (Röntgen, CT) zeigt sich ein diffuses interstitielles Verschattungsmuster, in der hochauflösenden (HR)-CT milchglasartige Trübungen; histologisch imponieren lymphozytäre Infiltrate im Interstitium. Die therapeutisch kritische Unterscheidung von Infektionen ist oft nur mittels (offener) Lungenbiopsie zu stellen (7).

Symptomatische interstitielle Lungenerkrankungen sind selten (3 %), die HR-CT findet aber typische Veränderungen in immerhin 38 % von Patienten mit unauffälligem Thoraxröntgen (8). Erhöhte Pulmonalisdrucke wurden im Rahmen einer Echokardiographiestudie bei zunächst 14 % aller SLE-Patienten gefunden, wobei die Prävalenz binnen 5 Jahren auf 43 % anstieg (9). Wichtig ist die Differentialdiagnose zur sekundären PAH bei Pulmonalembolien im Rahmen eines APS.

■ Kardiale und vaskuläre Manifestationen

Die Herzbeteiligung kann sich als Endo-, Myo-, und Perikarditis, koronare Herzkrankheit (KHK), oder Störungen der Erregungsleitung mit entsprechenden Symptomen präsentieren.

Die Libman-Sacks (atypisch verruköse) Endokarditis ist die charakteristische Läsion bei SLE, die insbesondere im Zusammenhang mit einem sekundären APS auftritt. Anatomische Veränderungen der Klappen betreffen hauptsächlich die Mitral- und die Aortenklappe und finden sich, je nach Untersuchungsmethode und untersuchter Population, bei bis zu 50 % aller Patienten. Sie sind aber nur bei etwa 3-4 % aller Patienten hämodynamisch wirksam und erfordern in 1-2 % eine chirurgische Sanierung.

Myokardiale Dysfunktion beim SLE kann Folge einer KHK, Hypertonie, Myositis, eines Nierenversagens, valvulärer Prozesse, oder auch eines Arzneimittels (Cyclophosphamid) sein. Die klinisch manifeste Myokarditis tritt bei bis zu 10 % der Patienten auf und geht mit Arrhythmien, Erregungsleitungsstörungen und schließlich einer dilatativen Kardiomyopathie einher. Histologische Befunde unterstützen die Theorie eines Immunkomplex-vermittelten vaskulären Geschehens. Oft finden sich eine begleitende Perikarditis und weitere Zeichen einer hohen SLE-Aktivität. Die tatsächliche Inzidenz einer inapparenten Myokarditis ist allerdings schwer zu schätzen.

Koronare Ereignisse treten beim SLE in der Regel als Folge einer beschleunigten Atherosklerose auf; die koronare Vaskulitis, thrombotisch/thromboembolische Ereignisse oder Gefäßspasmen sind selten. Die Symptome sind KHK-typisch, die Ergründung der Ursache ist jedoch wichtig für die Einleitung der entsprechenden Therapie (10).

Auch in anderen Gefäßbereichen sind frühe atherosklerotische Veränderungen möglich, daneben spielen aber thrombotische und thromboembolische Ereignisse im Rahmen eines APLAS und Vaskulitiden eine relevante Rolle. Letztere können relativ harmlos in der Haut, aber auch lebensgefährlich in mesenterialen Gefäßen (mit Claudicatio, Unterbauchschmerzen, Darmwandischämie (11)) oder im Bereich des ZNS auftreten.

■ **Neurolupus**

Die Diagnose einer neuropsychiatrischen Beteiligung im Rahmen des SLE ist schwierig. Die neurologischen Symptome der ZNS-Beteiligung reichen von therapieresistenten (opiatresistenten) Kopfschmerzen über Krampfanfälle (grand mal, petit mal), veränderte Bewusstseinslage, Hirnnervenlähmungen, Sehstörungen und neurokognitive Dysfunktionen bis zum zerebralen Insult. Andererseits sind auch psychische Symptome wie organisches Psychosyndrom, Psychose und Depression typisch für den SLE (Übersicht über die psychischen Störungen in [12], über ZNS-Klinik beim SLE generell in [13]).

In einer Metaanalyse pathogenetischer Grundlagen fanden sich schließlich 5 Kategorien von ZNS-Manifestationen beim SLE (14): Ischämie, Blutung, Schaden der weißen Hirnsubstanz, neuronale Dysfunktion und auffällige psychologische Reaktionen, wobei die Ischämie der häufigste Grund für ZNS-Symptome war. Zur Ischämie führende Faktoren wiederum waren: (Antiphospholipid-) Autoantikörper, Atherosklerose, Vaskulopathie der kleinen Gefäße, Thromben, Embolien, Gefäßdissektion, Vaskulitis, Gefäßspasmen.

Therapeutisch ist gerade beim zerebralen SLE die Differentialdiagnose zwischen akutem entzündlichen Geschehen (Vaskulitis), thrombotischen bzw. thrombembolischen Ereignissen und degenerativ-atherosklerotischen Vorgängen von zentraler Bedeutung.

2.2. Diagnose

2.2.1. Klinik und Labor

Die beschriebene Heterogenität des Kankheitsbildes mit unterschiedlicher Organbeteiligung, variablem Schweregrad und vielgestaltigen serologischen Manifestationen macht den SLE oft zu einer diagnostischen Herausforderung. So sind die typischen Hautmanifestationen und Laborbefunde (wie ANA und anti-dsDNA) häufig, können aber auch völlig fehlen.

Die Erstdiagnose ist daher oft eine schwierige Abgrenzung zu Virusinfektionen ("junge Frau mit Lymphopenie, Lymphadenopathie und Fieber") oder primär neurologischen oder rein dermatologischen Erkrankungen. Selbst bei gesicherter Diagnose ist es oft nicht einfach, SLE-Schübe von Infektionen oder Therapienebenwirkungen zu unterscheiden, vor allem bei schwerem SLE und konsequenterweise forcierter, immunsuppressiver Therapie (z.B.: Leukopenie als Nebenwirkung der Immunsuppression oder in Folge der SLE-Aktivität; opportunistische Infektion der Lunge vs. Lupus-Pneumonitis, etc.).

Typisch für den SLE als systemische Autoimmunerkrankung sind Autoantikörper und eine Verminderung der Komplementkomponenten C3c und C4, wobei aber eine primäre, hereditäre C4-Defizienz (üblicherweise C4AQ0 und in Zusammmenhang mit HLA-DR4/B8) von einer C4-Konsumption zu differenzieren ist. In weniger speziellen, daher aber oft diagnostisch vorangestellten Untersuchungen imponieren Blutbildveränderungen ("Penien": Anämie, Leukopenie, Lymphopenie, Thrombozytopenie) und Enzymauslenkungen (CK, Transaminasen, LDH). Die Verlängerung der aPTT kann ein Zeichen von Antiphospholipid-Antikörpern sein. Eine wichtige Rolle in der Beurteilung des Verlaufs einer Nierenbeteiligung spielen Harnsediment und 24h-Sammelharn (☞ auch Tab. 2.1 und 2.2).

2.2.2. Klassifikationskriterien

Die ACR-Kriterien (15) (Tab. 2.1) sind als Klassifikationskriterien für Studien entwickelt worden, die wenig falsch-positive Ergebnisse erbringen sollen, und nicht als Diagnose-Kriterien. Oligosymptomatische SLE-Formen und seltenere Manifestationen werden daher häufig nicht erfasst. Dennoch helfen die ACR-Kriterien häufig auch diagnostisch und vor allem, bei einer Kombination typischer Symptome an die Erkrankung zu denken.

2.3. Messung von Aktivität und Schädigung

Die Beurteilung der globalen Krankheitsaktivität spielt bei einer heterogenen Erkrankung wie dem SLE eine zentrale Rolle; bei klinischen Studien ebenso wie in der routinemäßigen klinischen Betreuung von Patienten. Alle wesentlichen Scores umfassen verschiedene anamnestische, klinische Parameter und organspezifische Laborbefunde, und manche Scores auch Laborparameter, die mit immunologischer und entzündlicher Aktivität assoziiert sind (BSG, anti-dsDNA, Komplementfaktoren) (16).

Tab. 2.2 zeigt die wichtigsten Manifestationen des SLE und deren Gewichtung in drei häufig angewandten Aktivitätsscores, nämlich dem SLE Index Score (SIS), dem SLE Disease Activity Index (SLEDAI) und dem European Consensus Lupus Activity Measure (ECLAM). Diese Scores wurden in zahlreichen Studien erprobt, korrelieren gut untereinander und erfassen die wichtigsten Organsy-

	Befunde	genauer	erhebbar in
1.	Schmetterlingserythem	☞ Kap. 7.	Krankenuntersuchung
2.	Discoides (scheibenförmiges) Erythem	☞ Kap. 7.	Krankenuntersuchung
3.	Photosensibilität	UV-Licht!	Anamnese
4.	orale Ulzera		Krankenuntersuchung
5.	Nicht erosive Arthritis	mind. 2 Gelenke	Krankenuntersuchung Röntgenaufnahmen
6.	Pleuritis oder Perikarditis		Krankenuntersuchung Sonographie, Röntgen, EKG
7.	Nierenbeteiligung	Proteinurie > 0,5 g/dl/24 h, oder zelluläre Zylinder im Harnsediment	Harn definitiv: Nierenbiopsie
8.	Manifestation am Nervensystem*	Anfälle/Psychose	Anamnese (EEG)
9.	Blutbildveränderungen*	hämolytische Anämie Penien Leuko- (<4 000/l), Lympho- (< 1500/l), Thrombo- (< 100.000)	Blutbild Retikulozyten
10.	Immunologische Befunde	anti-dsDNA, anti-Sm, anti-phospholipid	Serum
11.	Erhöhter ANA-Titer*		Serum

Tab. 2.1: ACR-Klassifikationskriterien des SLE entsprechend den revidierten ACR-Klassifikationskriterien 1997 (15). Ein SLE ist hochwahrscheinlich, wenn **mindestens 4/11** Kriterien im Laufe der Erkrankung positiv sind (95 % spezifisch, 75 % sensibel). *bei Abwesenheit anderer Gründe bzw. Arzneimittelnebenwirkungen.

		SIS	SLEDAI	ECLAM stabil	ECLAM progr.
Allgemeinsymptome				0,5	
1.	Fatigue	1			
2.	Fieber > 38 °C	1	1		
3.	Lymphadenopathie	1			
4.	RR > 150/90 mm Hg	1			
Haut/Schleimhaut/Gefäße				0,5	1
5.	Aktives Lupus-Erythem	1	2		
6.	Bullöse Hautläsionen	3			
7.	Aktive Alopezie	1	2		
8.	Schleimhaut-Ulzera	1	2		
9.	Raynaud, Vaskulitis leicht	1			
10.	Vaskulitis schwer (Ulzerationen, Mononeuritis)	3	8		
11.	Frisches thromboembolisches Ereignis	1			
Gelenke/Muskeln				1	
12.	Arthralgien (mindestens 2 Gelenke)	1			
13.	Arthritis (Erguss)	1	4		
14.	Gesicherte aktive *Myositis*		4	2	
15.	Myalgien	1			
16.	Muskelschwäche	2			
Lunge				1	
17.	Pleuritische Schmerzen	1	2		
18.	Objektivierbare Pleuritis	2			
19.	Nicht-infektiöses Infiltrat	3			
20.	Atemnot bei interstitiellem Befall				
21.	*Pericarditis*		2	1	
22.	*Sterile Peritonitis/ Intestinale Vasculitis*			2	
ZNS				2	
23.	Organisches Psycho-syndrom, Depression	2	8		
24.	Veränderte Bewusstseinslage, Krampfanfälle	3	8		
25.	Hirnnervenlähmung	2	8		
26.	Sehstörung		8		
27.	Opiatresistente Kopfschmerzen		8		
28.	Zerebrovaskuläres Ereignis (*nicht* cAVK)		8		
Labor-Serum allgemein					
29.	*BSG erste Stunde* > 25 mm/h	1		1	
	oder > 50 mm/h	2			
30.	Anti-dsDNA (RIA) > 25 IU	1	2		
	oder > 50 IU	2			
31.	*Komplementverminderung (C3 und/oder C4)*	1	2	1	2
	oder verminderte CH50	2			
32.	Lupus-Antikoagulans	1			
33.	CPK erhöht, Aldolase erhöht	2			
Labor-Niere				0,5	2
34.	Krea > 1,3 mg/dl				
35.	*Proteinurie* > 0,5 g / 24h	1	4*		
	oder > 1,5 g / 24h	2			
36.	Pyurie		4		
37.	*Hämaturie oder*	2	4		
38.	Zylindrurie (granulierte Zylinder im Harnsediment)	2	4		
Blutbild				1	
39.	Hämolytische Anämie Hb > 8,0	1			
	oder Hb < 8,0 g/l	2			
40.	Leukopenie < 3.000		1		
41.	Neutropenie < 3.000	1			
42.	Lymphopenie < 1.000	1			
43.	Thrombopenie < 100.000	1	1		
	oder < 40.000	2			
SUMME					

Tab. 2.2: Manifestationen des SLE und deren Gewichtung in drei Aktivitätsscores. Die Summe ergibt die Krankheitsaktivität zum Beobachtungsdatum. *Für den SLEDAI-Score ist die Steigerung um +0,5 g zum Vorbefund relevant.

steme (17). Während SLEDAI und ECLAM bewußt Vorinformationen einbeziehen, bewerten SIS und SLAM (Systemic lupus activity measure) unabhängig von Vorbefunden. Häufig ist daher eine Kombination zweier Scores sinnvoll. Der BILAG (British Isles Lupus Assessment Group) Index folgt einem unterschiedlichen Konzept, indem 8 Organsysteme vorrangig nach ärztlichem Handlungsbedarf bewertet werden, wobei aber primär nicht absolute Aktivitätswerte, sondern Änderungen zum Vorbefund erfasst werden, was insbesondere bei der Erstapplikation Schwierigkeiten bereiten kann. Neben dieser Einschränkung ist die hohe Zahl an Parametern mit einem signifikanten Zeitaufwand verbunden, ohne dass dabei sichere Vorteile gegenüber Globalscores bestehen.

Im Gegensatz zu den Aktivitäts-Scores, die im wesentlichen grundsätzlich reversible Vorgänge widerspiegeln, beschreibt der SLICC/ACR Damage-Score bleibende Schäden (18). Es sind vor allem diese Schäden, die heute die größte Herausforderung darstellen. Dabei geht es nicht nur um Schäden, die durch die Erkrankung selbst bedingt sind, wie etwa irreversible Nierenfunktionseinschränkungen, sondern vor allem auch um sekundäre, oft im Zusammenhang mit therapeutischen Maßnahmen stehende Schädigungen, etwa nach Glukokortikoiden und Immunsuppressiva. Dazu zählen unter anderem die Atherosklerose und die ovariale Dysfunktion.

2.4. Zusammenfassung

Der SLE ist eine systemische Autoimmunerkrankung, die durch typische klinische und serologische Merkmale sowie variable, aber potentiell bedrohliche Organmanifestationen gekennzeichnet ist. Die ACR-Klassifikationskriterien beinhalten die wichtigsten diagnostischen Merkmale und bilden einen guten (aber nicht ausschließlichen) Anhaltspunkt zur Diagnosestellung. Aktivitätsscores sind ein erprobtes und einfaches Mittel, um einen Überblick über die globale Krankheitsaktivität zu erhalten. SLE-Patienten sollten in der Regel an Zentren mit ausreichender Erfahrung in der Behandlung dieser komplexen Erkrankung betreut werden.

2.5. Literatur

unter spezieller Berücksichtigung von Übersichtsarbeiten

1. Kaposi M. Neue Beiträge zur Kenntniss des Lupus erythematosus. Arch.Derm.Syph. [4], 36-81. 1872.

2. Danchenko N, Satia JA, Anthony MS. Epidemiology of systemic lupus erythematosus: a comparison of worldwide disease burden. Lupus 2006; 15(5):308-318.

3. Cervera R, Abarca-Costalago M, Abramovicz D, Allegri F, Annunziata P, Aydintug AO et al. Systemic lupus erythematosus in Europe at the change of the millennium: lessons from the "Euro-Lupus Project". Autoimmun Rev 2006; 5(3):180-186.

4. Cronin ME. Musculoskeletal manifestations of systemic lupus erythematosus. Rheum Dis Clin North Am 1988; 14(1):99-116.

5. Lewis EJ, Schwartz MM. Pathology of lupus nephritis. Lupus 2005; 14(1):31-38.

6. Balow JE. Clinical presentation and monitoring of lupus nephritis. Lupus 2005; 14(1):25-30.

7. Cheema GS, Quismorio FP, Jr. Interstitial lung disease in systemic lupus erythematosus. Curr Opin Pulm Med 2000; 6(5):424-429.

8. Bankier AA, Kiener HP, Wiesmayr MN, Fleischmann D, Kontrus M, Herold CJ et al. Discrete lung involvement in systemic lupus erythematosus: CT assessment. Radiology 1995; 196(3):835-840.

9. Winslow TM, Ossipov MA, Fazio GP, Simonson JS, Redberg RF, Schiller NB. Five-year follow-up study of the prevalence and progression of pulmonary hypertension in systemic lupus erythematosus. Am Heart J 1995; 129(3):510-515.

10. Doria A, Iaccarino L, Sarzi-Puttini P, Atzeni F, Turriel M, Petri M. Cardiac involvement in systemic lupus erythematosus. Lupus 2005; 14(9):683-686.

11. Zizic TM, Classen JN, Stevens MB. Acute abdominal complications of systemic lupus erythematosus and polyarteritis nodosa. Am J Med 1982; 73(4):525-531.

12. Haupt M. Psychische Störungen bei rheumatischen Erkrankungen am Beispiel des Systemischen Lupus Erythematodes (SLE). Z Rheumatol 2004; 63(2):122-130.

13. Jennekens FG, Kater L. The central nervous system in systemic lupus erythematosus. Part 1. Clinical syndromes: a literature investigation. Rheumatology (Oxford) 2002; 41(6):605-618.

14. Jennekens FG, Kater L. The central nervous system in systemic lupus erythematosus. Part 2. Pathogenetic mechanisms of clinical syndromes: a literature investigation. Rheumatology (Oxford) 2002; 41(6):619-630.

15. Hochberg MC. Updating the American College of Rheumatology revised criteria for the classification of systemic lupus erythematosus. Arthritis Rheum 1997; 40(9):1725.

16. Aringer M, Smolen JS. Systemischer Lupus erythematosus: Aktivität und Outcome. Z Rheumatol 2006; 65:103-109.

17. Strand V, Gladman D, Isenberg D, Petri M, Smolen J, Tugwell P. Outcome measures to be used in clinical trials in systemic lupus erythematosus. J Rheumatol 1999; 26(2):490-497.

18. Gladman DD, Urowitz MB. The SLICC/ACR damage index: progress report and experience in the field. Lupus 1999; 8(8):632-637.

Cyclophosphamid

3. Cyclophosphamid

Die intravenöse Cyclophosphamid-Bolustherapie (IVCP) war der erste wirkliche Durchbruch in der Behandlung des schweren SLE, insbesondere bei der Lupusnephritis der WHO-Klassen IV und IIIb (heute IV), bei schwerer ZNS-Beteiligung und bei der Lupus-Pneumonitis. Keinesfalls sollte Cyclophosphamid für leichtere, nicht bedrohliche Lupus-Manifestationen verwendet werden, denn die Nebenwirkungen sind trotz aller Verbesserungen beträchtlich (☞ unten).

3.1. Cyclophosphamid in der Therapie der schweren Lupus-nephritis

Für die schwere Lupusnephritis haben die an den National Institutes of Health (NIH) durchgeführten grundlegenden Studien einen Goldstandard in der Therapie etabliert, mit dem sich alle anderen Maßnahmen messen müssen (Abb. 3.1). Während unter alleiniger Cortisontherapie vier von fünf Patienten terminal niereninsuffizient wurden – und häufig in der Folge verstarben – bleibt dieses Schicksal der überwiegenden Zahl der IVCP-behandelten Patienten erspart (1). Die schwerwiegenden Unterschiede zwischen Cortison- und Cyclophosphamidtherapie zeigten sich aber in diesen Studien erst nach zwei Jahren, was die Ergebnisse kurz dauernder Studien zur Lupusnephritis in Frage stellt. Die ebenfalls am NIH studierte Kombination von IVCP und hochdosierten Gaben von Methylprednisolon (12 x monatlich 1 g/m^2) konnte das Ergebnis im Langzeitverlauf noch etwas verbessern (2).

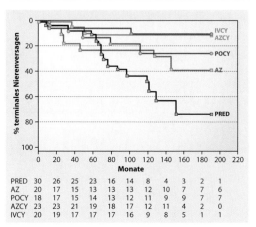

PRED 30 26 25 23 16 14 8 4 3 2 1
AZ 20 17 15 13 13 13 12 10 7 7 6
POCY 18 17 15 14 13 12 11 9 9 7 7
AZCY 23 23 21 19 18 17 12 11 4 2 0
IVCY 20 19 17 17 17 16 9 8 5 1 1

Abb. 3.1: Die wesentliche Aussage der NIH-Studien: Im Langzeitverlauf erhöhte die intravenöse Cyclophosphamid-Bolustherapie die Chance, die Nierenfunktion zu erhalten, deutlich (1). Reproduktion mit freundlicher Genehmigung von John Wiley & Sons, Inc. IVCY intravenöse Cyclophosphamid-Bolustherapie. AZCY orales Azathioprin plus IVCP, POCY orales Cyclophosphamid, AZ orales Azathioprin, PRED Prednisolon alleine.

In seiner Vehemenz ist dieses Therapieschema aber nebenwirkungsreich. Die Patienten erhalten nach einer Anfangsphase von sieben IVCP-Boli mit jeweils vier Wochen Intervall noch zwei Jahre alle 3 Monate IVCP, und das jeweils in einer Leukozyten-adaptierten Dosis von 0,5 bis 1,0 g/m^2 (Abb. 3.2A). Darunter stellen, neben der therapieinduzierten Übelkeit und hämorrhagischen Zystitis, bis hin zum Blasenkarzinom, vorzeitige Menopause durch Eierstockversagen und schwere, zum Teil Leukopenie-assoziierte Infektionen massive Probleme dar (2, 3). Übelkeit und Zystitis sind mit modernen Antiemetika und Mesna (2-Mercaptoethansulfonat) kontrollierbar. Heute lässt sich auch die Inzidenz Cyclophosphamid-induzierte Eierstockschädigungen durch Gonadotropin-Releasing-Hormone (GnRH)-Agonisten, die eine medikamentös induzierte Amenorrhoe verursachen, vermutlich deutlich verringern (4), doch deren Nebenwirkungen reichen von Hitzewallungen bis zur Osteoporose.

Daher wurde schon bald versucht, die Dauer der IVCP-Therapie zu verringern. Eine Reduktion auf die sieben Anfangsboli (Abb. 3.2B) wurde noch am

NIH versucht, war aber deutlich unterlegen (5). Offensichtlich ist eine längerfristige Therapie erforderlich. Glücklicherweise konnten Gabriel Contreras und Kollegen aber zeigen, dass nach der Anfangsphase mit IVCP ein Umstieg auf Azathioprin oder Mycophenolat-Mofetil (MMF) (Abb. 3.2C) möglich und nebenwirkungsärmer ist (3). Diese klinische Prüfung wurde heftig diskutiert, im Wesentlichen sind der Vergleich mit einer sehr NIH-ähnlichen IVCP-Therapie und ein kombinierter Endpunkt aus Tod und Nierenversagen aber plausibel.

Daher ist die Kombination einer Anfangsphase mit sechs bis sieben Cyclophosphamid-Boli und anschließendem Umstieg auf Azathioprin (2 mg/kg täglich) oder MMF (1-3 g/Tag) heute ein etablierter Ansatz. Ein relevanter Unterschied zwischen Azathioprin und MMF konnte in dieser Indikation bislang nicht schlüssig gezeigt werden, laufende klinische Prüfungen gehen dieser Frage aber nach. Zudem lässt sich aus den hervorragenden Ergebnissen der mit einer Dauer von 6 Monaten sehr kurzen Lupus-MMF-Studie von Ellen Ginzler und Kollegen (6) und den historischen Azathioprin-Daten (1) ableiten, dass MMF bei nicht erreichter Remission der Vorzug gegeben werden sollte.

Zumindest in einer kaukasischen Bevölkerung scheint auch eine weitere Reduktion der IVCP-Dosis möglich. Die Euro-Lupus-Studie (7) zeigte, dass auch die Gabe von insgesamt 3 g Cyclophosphamid, aufgeteilt auf sechs 500 mg-Dosen, die vierzehntägig verabreicht wurden, einen mit dem NIH-Schema vergleichbaren Effekt hat, wenn anschließend auf Azathioprin umgestiegen wird. Diese klinische Prüfung hatte zwei Probleme: Erstens stoppte der NIH-ähnliche Kontrollarm bereits nach einem Jahr, mit anschließendem Umstieg auf Azathioprin (Abb. 3.2D), und ist so mit den NIH-Studien nicht direkt vergleichbar. Vergleichen lässt sich diese Kontrollgruppe aber auch in der Gesamtdosis recht gut mit dem IVCP plus Azathioprin-Arm der Contreras-Studie, womit dieses Problem umgangen werden kann. Zweitens war die Euro-Lupus-Studie als Äquivalenzstudie nicht groß genug angelegt und mehr Patienten im Interventions- als im Kontrollarm hatten eine Verdopplung ihres Serum-Kreatinins, eines meist brauchbaren Surrogatmarkers. Dem steht aber

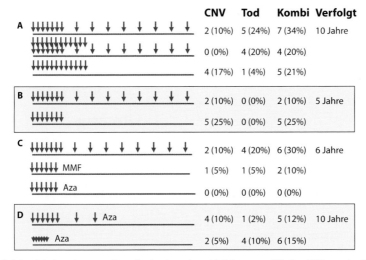

Abb. 3.2: Vergleich wichtiger intravenöser Cyclophosphamid-Schemata: (**A**) Am NIH wurde das ursprüngliche NIH-Schema (je 0,5 bis 1,0 g/m², blaue Pfeile) gegen dasselbe Schema mit 12 Methylprednisolonboli (jeweils 1g, zweiter Arm, rot) oder Methylprednisolon alleine getestet (2). Der Kombinationsarm war im Langzeitvergleich überlegen. (**B**) Die ebenfalls am NIH getestete Kurzvariante mit nur 7 Boli war klar unterlegen (5). (**C**) In der Studie von Contreras et al (3) setzte sich dagegen die Kombination aus 6-7 Boli IVCP und anschließend Azathioprin oder Mycophenolat-Mofetil gegen das NIH-Schema durch. Ein signifikanter Unterschied zwischen Mycophenolat (2. Arm) und Azathioprin (3. Arm) war nicht erkennbar. (**D**) In der Euro-Lupus-Studie (8) waren sechs Mini-IVCP-Boli (500 mg alle 14 Tage, Pfeilköpfe) einem am ehesten mit dem Azathioprin-Arm der Contreras-Studie (**C**) vergleichbaren "NIH-ähnlichen" Schema nicht unterlegen. CNV = (terminales) chronisches Nierenversagen.

mittlerweile entgegen, dass von der Euro-Lupus-Studie reale Zehn-Jahres-Daten vorliegen (8), und sich weiter keinerlei Trend eines schlechteren Abschneidens des Kurzinfusionsarmes abzeichnet. Auch ein Einsatz des Euro-Lupus-Schemas erscheint daher heute vertretbar, so lange es sich um kaukasische Patienten ohne besonderes Risikoprofil handelt. Eine Folgestudie, die für die Erhaltungstherapie Azathioprin mit MMF vergleicht, ist unterwegs.

3.2. Andere Indikationen für Cyclophosphamid beim SLE

Neben der schweren Lupusnephritis ist die Cyclophosphamid-Pulstherapie heute noch für zwei Indikationen gut vertretbar: für die schwere vaskulitische Organbeteiligung im ZNS oder intestinal und für die Lupus-Pneumonitis. Für beide Indikationen ist jedoch die Evidenzlage nicht wirklich zufriedenstellend, was aber in Anbetracht der Schwere der Krankheitsbilder auch nicht zu erwarten ist.

Für die schwere ZNS-Beteiligung gibt es nur eine kontrollierte Studie mit IVCP (9). Eine 20 %ige Besserung der Symptomatik wurde bei 18 von 19 IVCP-Patienten, aber nur bei sieben von 13 Methylprednisolonpatienten gesehen. Mehrere Fallserien bei therapierefraktären Patienten legen ebenfalls einen wesentlichen therapeutischen Effekt einer Cyclophosphamidtherapie nahe, wobei in Einzelfällen auch die Gabe von 2 oder 3 Infusionen ausreichend erschien (10, 11). Auch für die ZNS-Beteiligung könnte eine niedrigere Dosierung erfolgreich sein. Eine ebenfalls offene Studie, die statt der NIH-Dosierung (0,75-1 g/m²) monatliche Infusionen von 200-400 mg einsetzte, führte ebenfalls regelhaft zu deutlichen Verbesserungen (12). Allerdings relapsierten in dieser Studie die meisten der 36 Patienten wenige Monate nach Ende der Therapie und wurden in der Folge mit monatlich 200 mg weiter behandelt.

Für die Lupus-Pneumonitis wird Cyclophosphamid primär dann empfohlen, wenn Corticosteroide nicht ausreichend wirksam sind (13). De facto scheint beim Bild eines ARDS (adult respiratory distress syndrome) mit respiratorischer Insuffizienz die Kombination aus Hochdosis-Puls-Steroiden und Cyclophosphamid zu rechtfertigen, sobald histologisch die Diagnose gesichert und eine relevante Infektion auszuschließen ist. Ein weiterer Zeitverlust ist dann in der Regel nicht leicht zu vertreten.

Auch eine gastrointestinale Vaskulitis im Rahmen eines SLE kann lebensbedrohlich sein. Für diese Indikation existieren keine kontrollierten Studien, die Gabe von Cyclophosphamid stützt sich auf die Studienergebnisse bei Systemvaskulitiden und positive Erfahrungen im Einzelfall (14). Und schließlich ist Cyclophosphamid im Einzelfall auch bei schwersten hämatologischen Manifestationen eingesetzt worden (15) – dort liegt die Schwelle zu seinem Einsatz aber heute in Anbetracht einer Reihe alternativer Therapieoptionen deutlich höher.

3.3. Zusammenfassung

Für die schwere Lupusnephritis, die schwere ZNS-Vaskulitis und die Lupus-Pneumonitis wird Cyclophosphamid nach wie vor zur anfänglichen Therapie ("Induktion") eingesetzt. Im Vergleich zur ursprünglichen Dosierung ("NIH"-Schema) ist eine wesentliche Verringerung der Zahl der Infusionen mit nachfolgender Azathioprin- oder MMF-Therapie und wahrscheinlich auch eine deutliche Dosisreduktion ("Euro-Lupus-Schema") für die meisten Patientinnen und Patienten sinnvoll. Möglicherweise wird sich aber MMF mittelfristig auch in der Induktionstherapie komplett durchsetzen, die Studien zur längerfristigen Beurteilung sind noch nicht abgeschlossen.

3.4. Literatur

1. Steinberg AD, Steinberg SC. Long-term preservation of renal function in patients with lupus nephritis receiving treatment that includes cyclophosphamide versus those treated with prednisone only. Arthritis Rheum 1991; 34(8):945-950.

2. Illei GG, Austin HA, Crane M, Collins L, Gourley MF, Yarboro CH et al. Combination therapy with pulse cyclophosphamide plus pulse methylprednisolone improves long-term renal outcome without adding toxicity in patients with lupus nephritis. Ann Intern Med 2001; 135(4):248-257.

3. Contreras G, Pardo V, Leclercq B, Lenz O, Tozman E, O'Nan P et al. Sequential therapies for proliferative lupus nephritis. N Engl J Med 2004; 350(10):971-980.

4. Somers EC, Marder W, Christman GM, Ognenovski V, McCune WJ. Use of a gonadotropin-releasing hormone analog for protection against premature ovarian failu-

re during cyclophosphamide therapy in women with severe lupus. Arthritis Rheum 2005; 52(9):2761-2767.

5. Boumpas DT, Austin HA, III, Vaughn EM, Klippel JH, Steinberg AD, Yarboro CH et al. Controlled trial of pulse methylprednisolone versus two regimens of pulse cyclophosphamide in severe lupus nephritis. Lancet 1992; 340(8822):741-745.

6. Ginzler EM, Dooley MA, Aranow C, Kim MY, Buyon J, Merrill JT et al. Mycophenolate mofetil or intravenous cyclophosphamide for lupus nephritis. N Engl J Med 2005; 353(21):2219-2228.

7. Houssiau FA, Vasconcelos C, D'Cruz D, Sebastiani GD, de Ramon GE, Danieli MG et al. Early response to immunosuppressive therapy predicts good renal outcome in lupus nephritis: lessons from long-term followup of patients in the Euro-Lupus Nephritis Trial. Arthritis Rheum 2004; 50(12):3934-3940.

8. Houssiau FA, Vasconcelos C, D'Cruz D, Sebastiani G, de Ramon Garrido E, Danieli M et al. Long-tem outcome of patients randomized in the Euro-Lupus nephritis trial: further evidence that a low-dose iv cyclophosphamide induction regimen achieves good results. Ann.Rheum. Dis. 65[Suppl II], 64. 2006. Ref Type: Abstract

9. Barile-Fabris L, riza-Andraca R, Olguin-Ortega L, Jara LJ, Fraga-Mouret A, Miranda-Limon JM et al. Controlled clinical trial of IV cyclophosphamide versus IV methylprednisolone in severe neurological manifestations in systemic lupus erythematosus. Ann Rheum Dis 2005; 64(4):620-625.

10. Boumpas DT, Yamada H, Patronas NJ, Scott D, Klippel JH, Balow JE. Pulse cyclophosphamide for severe neuropsychiatric lupus. Q J Med 1991; 81(296):975-984.

11. Baca V, Lavalle C, Garcia R, Catalan T, Sauceda JM, Sanchez G et al. Favorable response to intravenous methylprednisolone and cyclophosphamide in children with severe neuropsychiatric lupus. J Rheumatol 1999; 26(2):432-439.

12. Stojanovich L, Stojanovich R, Kostich V, Dzjolich E. Neuropsychiatric lupus favourable response to low dose i.v. cyclophosphamide and prednisolone (pilot study). Lupus 2003; 12(1):3-7.

13. Brasington RD, Furst DE. Pulmonary disease in systemic lupus erythematosus. Clin Exp Rheumatol 1985; 3(3):269-276.

14. Grimbacher B, Huber M, von KJ, Kalden P, Uhl M, Kohler G et al. Successful treatment of gastrointestinal vasculitis due to systemic lupus erythematosus with intravenous pulse cyclophosphamide: a clinical case report and review of the literature. Br J Rheumatol 1998; 37(9):1023-1028.

15. Winkler A, Jackson RW, Kay DS, Mitchell E, Carmignani S, Sharp GC. High-dose intravenous cyclophosphamide treatment of systemic lupus erythematosus-associated aplastic anemia. Arthritis Rheum 1988; 31(5):693-694.

Azathioprin und Mycophenolat bei Lupusnephritis

4. Azathioprin und Mycophenolat bei Lupusnephritis

Mehr als zwei Jahrzehnte wurde die Behandlung der Lupusnephritis durch die bahnbrechenden Studien des NIH geprägt. Diese Studien konnten die Überlegenheit der Cyclophosphamidbolusbehandlung im Vergleich mit einer Steroidmonotherapie in Bezug auf den Erhalt der Nierenfunktion beweisen (1, 2). Cyclophosphamid wurde zur allgemein anerkannten Standardbehandlung der proliferativen SLE-Nephritis (☞ auch Kap. 3.). Aber es blieben einige Fragen offen. Die NIH-Studien konnten für die Cyclophosphamidbehandlung keinen allgemeinen Überlebensvorteil zeigen, was vor allem durch die infektionsgebundene Mortalität erklärt wurde. In einer Meta-Analyse der randomisierten Studien zur Behandlung der diffus proliferativen Lupusnephritis wurde bestätigt, dass Cyclophosphamid im Vergleich zu einer Steroidmonotherapie das Risiko auf eine Verdopplung des Serumkreatininspiegels vermindert (3). Azathioprin hatte in dieser Meta-Analyse im Vergleich zur Steroidmonotherapie keinen Vorteil bezüglich der renalen Endpunkte. Andererseits reduzierte Azathioprin das Sterblichkeitsrisiko, während Cyclophosphamid hierauf keinen Effekt hatte. In Anbetracht der Patientenpopulation, die vor allem aus jungen Frauen besteht, war und ist zudem die mögliche Sterilität als Folge der Cyclophosphamidbehandlung eine wesentliche Erwägung für Patientinnen und Ärzte.

Obwohl aus den kumulierten NIH-Studien anzunehmen war, dass der Effekt von Azathioprin zwischen Cyclophosphamid und Steroiden liegen müsste (2), gab es bis vor kurzem keinen direkten Vergleich von Cyclophosphamid und Azathioprin. So war nicht klar, ob vor allem bei milderen Glomerulonephritiden die geringere immunsuppressive Potenz durch eine aggressivere Steroidtherapie ausgeglichen werden könnte. Offen blieb auch die richtige Behandlungsdauer mit Cyclophosphamid. Das klassische NIH-Schema bestand aus einem halben Jahr intensiver, monatlicher Behandlung, gefolgt durch eine weniger intensive drei-monatliche Cyclophosphamidinfusion. Unklar war, ob die vierteljährliche Behandlung zur Effektivität des NIH-Schemas beitrug, oder ob ein Umsetzen auf eine alternative Immunsuppression

(Azathioprin oder Mycophenolat-Mofetil) nach sechsmonatiger Cyclophosphamidinduktion nicht ebenso effektiv, jedoch weniger nebenwirkungsreich wäre. Und natürlich stellte sich nach dem Siegeszug von Mycophenolat-Mofetil (MMF) in der Transplantationsmedizin die Frage nach der Effektivität dieses Mittels in der Behandlung der Lupusnephritis. In den letzten 5 Jahren sind einige wesentliche Studien veröffentlicht worden, die diese Fragen einer Beantwortung näher bringen.

4.1. Azathioprin

Azathioprin wurde in den 60er Jahren als Immunsuppressivum in der Transplantationsmedizin eingeführt und hat wesentlich zum weltweiten Erfolg der Transplantation solider Organe in den 60er und 70er Jahren beigetragen. Azathioprin wird in einer Dosierung von 1,5-2,5 mg/kg angewendet und wird oral gut resorbiert. Die biologische Halbwertszeit beträgt etwa 24 Stunden. Etwa 40 % wird unverändert im Urin ausgeschieden. Azathioprin ist ein Derivat von 6-Mercaptopurin und wird durch die Glutathion-Aktivität in Erythrozyten in den Hauptmetaboliten 6-Mercaptopurin umgesetzt.

Zwei Enzyme sind bei der weiteren Metabolisierung von Bedeutung: Thiopurinmethyltransferase (TMPT) und Hypoxanthin-Guanin-Phosphoribosyltransferase. Etwa 11 Prozent der Patienten haben eine TMPT-Defizienz, was zu einer Akkumulation des Metaboliten 6-Thioguanin (6-TG) und einer erhöhten Knochenmarktoxizität führt. Die 6-Mercaptopurinmetaboliten Thionosinsäure und 6-Thioguanin hemmen die Adenin- und Guaninribonukleotidproduktion. Diese Inhibition der intrazellulären Purinsynthese – und damit der DNA- und RNA-Synthese – führt zu einer Reduktion der zirkulierenden B- und T-Zellen, der Immunglobulin- und IL-2-Synthese.

Die wichtigste Nebenwirkung von Azathioprin ist die Knochenmarktoxizität, die alle drei Zellreihen betreffen kann und dosisabhängig ist. Bei langjährigem Gebrauch kann eine megaloblastäre Anämie und in seltenen Fällen ein myelodysplastisches Syndrom entstehen. Der gleichzeitige Gebrauch des Xanthinoxidasehemmers Allopurinol führt zu einer starken Zunahme der Kochenmarktoxizität und macht eine Reduktion der Azathioprindosis um etwa 70 % unbedingt erforderlich.

Gastrointestinale Beschwerden sind relativ selten. Bei etwa 5 % der Patienten können Leberfunktionsstörungen auftreten. Bei Nierentransplantationspatienten, die Azathioprin zum Teil mehrere Jahrzehnte lang einnehmen, besteht ein deutlich erhöhtes Risiko für das Auftreten von Tumoren, vor allem von spinozellulären Hautkarzinomen und Lymphomen. Es gibt viel Erfahrung mit der Anwendung von Azathioprin während der Schwangerschaft. Im Gegensatz zu MMF und Cyclophosphamid gilt Azathioprin nicht als teratogen und kann bei schwangeren Patientinnen fortgesetzt werden. Dies ist ein wesentlicher Vorteil bei jungen Lupuspatientinnen.

4.2. Mycophenolat-Mofetil (MMF)

Seit den ersten klinischen Studien in den frühen 90er Jahren hat sich MMF einen festen Platz im immunsuppressiven Arsenal der Transplantationsmedizin erworben. Mycophenolsäure ist ein Produkt des Penicilliumschimmels und wurde bereits 1886 beschrieben. In den 40er Jahren wurden antibakterielle und antifungale Eigenschaften erkannt. Studien in den 70er Jahren zeigten, dass Lymphozyten, verglichen mit anderen körpereigenen Zellen, in höherem Maße von der *de novo* Purinsynthese abhängig sind. Inzwischen war bekannt, dass Mycophenolat durch reversible Hemmung der Inosinmonophosphatdehydrogenase (IMDH) genau die *de novo* Purinsynthese hemmt. Die Hemmung von IMDH resultiert in einer Inhibition der Lymphozytenproliferation und damit der Immunantwort. Die durch Mycophenolat verursachte Guanosintriphosphatdefizienz führt zu einer verminderten Produktion von Glykoproteinen und möglicherweise zu einer gestörten Synthese von Adhäsionsmolekülen.

Durch die Entwicklung des Morfolinoäthylesters Mycophenolat-Mofetil (MMF) wurde die Bioverfügbarkeit von Mycophenolat deutlich verbessert. Nachdem in verschiedenen Transplantationsmodellen die Effektivität von MMF gezeigt wurde, wurden anfangs der 90er Jahre die ersten klinischen Transplantationsstudien durchgeführt. In drei unabhängigen Studien wurde eine signifikant niedrigere Rejektionsrate durch Zufügen von MMF zur Standardimmunsuppression mit Cyclosporin und Prednison erreicht. Angesichts der hohen Effektivität bei recht günstigem Nebenwirkungsprofil lag es nahe, MMF auch bei SLE zu untersuchen.

MMF wird schnell und nahezu vollständig resorbiert. Anschließend wird MMF zur Mycophenolsäure (MPA) metabolisiert. Die glucuronidierte Mycophenolsäure wird durch die Nieren ausgeschieden. Bei zunehmender Niereninsuffizienz kann es zur Akkumulation der Metaboliten kommen, wodurch eine adäquate Dosierung von MMF problematisch werden kann. Interessanterweise können aber andererseits eine Verschlechterung der Nierenfunktion und eine Verminderung der Serumalbuminkonzentration zu einer Abnahme der Mycophenolsäureexposition führen (4). Die Resorption von MMF wird nicht durch Lebensmittel beeinflusst, aber durch Antazida gehemmt. Cyclosporin A und Medikamente, die den enterohepatischen Kreislauf der Mycophenolsäure hemmen – wie Cholestyramin und verschiedene Antibiotika – können den MPA-Spiegel vermindern.

MMF wird allgemein gut vertragen. Die häufigsten Nebenwirkungen sind gastrointestinale Beschwerden, wie Übelkeit, Magenschmerzen und vor allem Diarrhoen. Leukopenie und Anämie können eine Dosisreduktion notwendig machen. Die Anämie kann durch die gleichzeitige Gabe von ACE-Hemmern verstärkt werden. Ernsthafte Panzytopenien oder Agranulozytosen sind dagegen selten. Am häufigsten muss die MMF-Dosis aufgrund von Diarrhoen zeitweise oder definitiv vermindert werden. Bei einigen Patienten kann die ursprüngliche MMF-Dosis nach Besserung der Durchfallsymptomatik ohne Rezidiv zurückgegeben werden. Auch kann es nützlich sein, die MMF-Dosis in drei bis vier Portionen über den Tag zu verteilen. Wie bei allen Immunsuppressiva muss bei der Therapie mit MMF ein erhöhtes Infektionsrisiko in Kauf genommen werden.

Seit einiger Zeit ist auch eine Mycophenolsäuretablette mit magensaftresistenter Beschichtung auf dem Markt. Der Beleg, dass dieses Produkt tatsächlich ein günstigeres gastrointestinales Nebenwirkungsprofil bei gleicher Wirkung wie MMF hat, ist aber noch ausständig.

4.3. Induktionsbehandlung mit MMF oder Azathioprin

Nachdem in Mausmodellen und in verschiedenen Fallstudien günstige Effekte von MMF bei SLE beschrieben wurden, sind in den letzten Jahren einige wichtige klinische Studien veröffentlicht worden, die eine klinische Positionsbestimmung von MMF bei der Behandlung der Lupusnephritis erlauben.

In der Studie von Chan et al. (5) wurden 42 Patienten mit einer proliferativen Lupusnephritis zu einer sechsmonatigen Induktionsbehandlung mit oralen Steroiden und entweder zu Cyclophosphamid per os (2,5 mg/kg/Tag) oder MMF 2 g/Tag randomisiert. In der Erhaltungsphase wurden die Patienten im Cyclophosphamidarm auf Azathioprin umgesetzt, während die Patienten im MMF-Arm Mycophenolat in einer verminderten Dosierung fortsetzten. Nach 12 Monaten war der Anteil der Patienten in kompletter und partieller Remission in beiden Armen gleich. Es gab aber eine Tendenz zu häufigeren Therapiekomplikationen im Cyclophosphamidarm, auch wenn dieser Unterschied nicht signifikant war.

In der Analyse des 5-jährigen Follow-up dieser Patienten wurde die vergleichbare Effektivität beider Studienarme bestätigt. Es gab keine signifikanten Unterschiede in der Remissionsrate zwischen beiden Studienarmen (6). Im MMF-Arm gab es eine Tendenz zu früheren Rezidiven. Möglicherweise wird dieses durch Reduktion der MMF-Dosis nach 6 und 12 Monaten erklärt.

Sowohl Krankenhausaufnahmen aufgrund von Infektionen als auch Amenorrhoe waren hingegen in der Cyclophosphamidgruppe häufiger. Einschränkend muss aber angemerkt werden, dass es sich um eine asiatische Patientenpopulation mit relativ milder Glomerulonephritis und auffällig gutem Ansprechen auf die Behandlung handelt.

In einer jüngst veröffentlichten amerikanischen Studie wurde die Effektivität der Induktionsbehandlung mit MMF in einer Hochrisiko-Population mit einem hohen Anteil schwarzer Patienten untersucht. 140 Patienten mit überwiegender Klasse IV-Lupusnephritis wurden zu einer Induktionsbehandlung mit 6 monatlichen Cyclophosphamidzyklen oder MMF (Zieldosis 3 g/Tag) randomisiert. Die Erhaltungstherapie war nicht festgelegt. Nach drei Monaten konnte bei Therapieversagen der Behandlungsarm gewechselt werden.

Die mittlere MMF-Dosis lag bei 2,7 g/Tag. In der intent to treat-Analyse gab es weniger Behandlungsversagen und mehr komplette und partielle Remissionen im MMF-Arm im Vergleich zur Cyclophosphamidgruppe. Auch in dieser Studie gab es im MMF-Arm weniger ernste Infektionen und andere Nebenwirkungen der Therapie. Nach drei Jahren Follow-up gab es keine signifikanten Unterschiede in der Häufigkeit von Rezidiven, Nierenversagen oder in der Patientenmortalität. Bei dieser Studie war die relativ niedrige Rate kompletter Remissionen in beiden Studienarmen auffällig. Möglicherweise wird dies durch die sehr strengen Kriterien für eine komplette Remission erklärt.

Eine andere wichtige Einschränkung dieser Studie ist die Tatsache, dass Patienten mit rapid progressivem Nierenversagen und einer Kreatininclearance unter 30 ml/min von der Studie ausgeschlossen wurden, so dass nicht klar ist, ob Patienten mit ernster Nephritis auch im gleichen Maße von einer Behandlung mit MMF profitieren. Auch wenn einige Fragen offen bleiben, hat diese Studie bewiesen, dass eine Induktion mit MMF auch bei Hochrisikopatienten eine effektive Option zur Behandlung der proliferativen Lupusnephritis sein kann.

Angesichts fehlender vergleichender Studien und des günstigeren Nebenwirkungsprofils von Azathioprin, vor allem im Bezug auf Sterilität, wurde in den Niederlanden in einer randomisierten Multicenterstudie eine Induktionsbehandlung mit Azathioprin und Methylprednisolonboli mit der intravenösen Cyclophosphamid-Bolustherapie verglichen (7). Nach 5,7 Jahren Follow-up gab es in der Azathiopringruppe signifikant mehr Rezidive und eine Tendenz zu häufigerer Verdopplung des Serumkreatinin. Infektionen waren im Azathioprinarm häufiger, was wahrscheinlich durch die höhere Steroidexposition in dieser Gruppe zu erklären ist. Es gab keine Unterschiede in der Ovarialfunktion zwischen beiden Gruppen. Auch wenn es zum Ende der Studie hin keine Unterschiede in der Nierenfunktion und der Proteinurie zwischen beiden Behandlungsarmen gab, war Cyclophosphamid Azathioprin sowohl in Bezug auf Effektivität als auch auf Behandlungskomplikationen überlegen. In Anbetracht der Etablierung der niedrig dosierten Behandlung mit Cyclophosphamid nach dem Eurolupus-Schema und der aktuellen Daten zur Behandlung mit MMF hat die Induktionsbehandlung mit Azathioprin für die diffus proliferative Lupusnephritis wohl nur noch eine geringe Bedeutung.

4.4. Erhaltungstherapie mit MMF oder Azathioprin

Nach einer erfolgreichen Induktionsbehandlung ist eine effektive Erhaltungstherapie eine entscheidende Komponente in der erfolgreichen Behandlung der Lupusnephritis. Etwa 50 % der Patienten mit Lupusnephritis entwickeln nach erfolgreicher Behandlung ein renales Rezidiv. Wiederholte Rezidive verursachen kumulativen Schaden und tragen wesentlich zum Entstehen einer terminalen Niereninsuffizienz in dieser Population bei (8). Die erneute Induktionsbehandlung nach einem Rezidiv erhöht wiederum die kumulative Toxizität der Therapie.

Zurzeit gibt es drei Optionen zur Erhaltungstherapie bei proliferativer Lupusnephritis: Vierteljährliche Cyclophosphamidboli oder orale Behandlung mit Azathioprin oder MMF. Contreras et al. haben diese Therapieoptionen in einer relativ kleinen randomisierten Studie verglichen (9). Patienten mit proliferativer Lupusnephritis wurden nach einer Induktionsbehandlung mit 4-6 monatlichen Cyclophosphamidboli zu einer Erhaltungstherapie mit entweder dreimonatlichen Cyclophosphamidinfusionen, Azathioprin (1-3 mg/kg) oder MMF (0,5-3 g/Tag) randomisiert. Die Patienten wurden im Durchschnitt 2 Jahre verfolgt.

Nach der Induktionsbehandlung hatten 83 % der Patienten eine Remission erreicht. In den Azathioprin- und MMF-Armen erreichten weniger Patienten den primären Endpunkt Tod oder Nierenversagen im Vergleich zur Cyclophosphamidgruppe. Im MMF-Arm blieben 78 % der Patienten rezidivfrei im Vergleich zu 58 % in der Azathiopringruppe und 43 % in der Cyclophosphamidgruppe. Im Cyclophosphamidarm traten dazu signifikant häufiger Therapiekomplikationen auf. In dieser Studie erscheint eine Erhaltungstherapie mit MMF oder Azathioprin im Vergleich zu einer Behandlung mit vierteljährlichen Cyclophosphamidpulsen deutlich effektiver und zugleich komplikationsärmer. Die Unterschiede zwischen der Behandlung mit MMF und Azathioprin waren nicht signifikant.

In der Eurolupusstudie wurde eine hochdosierte Induktionsbehandlung mit Cyclophosphamid (6 monatliche Boli, 0,5-1 g/m^2) mit anschließend zwei vierteljährlichen Cyclophosphamidpulsen mit einer niedrig dosierten Cyclophosphamiddosis verglichen (6 x 0,5 g alle zwei Wochen) (10). Im hochdosierten Arm wurden die Patienten nach einem Jahr und im niedrig dosierten Arm bereits nach drei Monaten auf Azathioprin umgesetzt. Nach 41 Monaten gab es keine signifikanten Unterschiede zwischen den Behandlungsarmen. Diese Studie zeigt einerseits, dass bei vielen Patienten Cyclophosphamid deutlich niedriger dosiert werden kann als bisher angenommen, andererseits unterstreicht die Studie auch die Effektivität von Azathioprin in der Erhaltungstherapie.

4.5. Membranöse Lupusnephritis

Die Daten zur Behandlung der membranösen Lupusnephritis mit Azathioprin oder MMF sind spärlich und bestehen überwiegend aus unkontrollierten Patientenserien. In der oben beschriebenen Studie zur Induktionsbehandlung mit MMF von Ginzler et al. wurden 27 Patienten mit einer membranösen Lupusnephritis eingeschlossen. Eine Subgruppenanalyse von 16 dieser Patienten zeigte nach 24 Wochen keinen Unterschied zwischen Patienten, die mit Cyclophosphamid und denen, die mit MMF behandelt wurden (11). Eine Serie von 38 asiatischen Patienten wurde 12 Monate lang mit Azathioprin und Prednison behandelt. 67 % erreichten eine komplette und 22 % eine partielle Remission (12). In einer kleinen Serie, in der 13 Patienten mit einer membranösen Lupusnephritis 6 Monate lang mit MMF und Prednison behandelt wurden, erreichten 10 Patienten nach 6 Monaten eine komplette oder partielle Remission (13).

4.6. Zusammenfassung

Die neueren randomisierten Studien zur Lupusnephritis haben einen entscheidenden Einfluss auf die Behandlung unserer Patienten mit SLE gehabt. Der Einsatz von MMF in der Induktionsbehandlung und die Erhaltungstherapie mit MMF oder Azathioprin nach kurzer Induktion mit Cyclo-

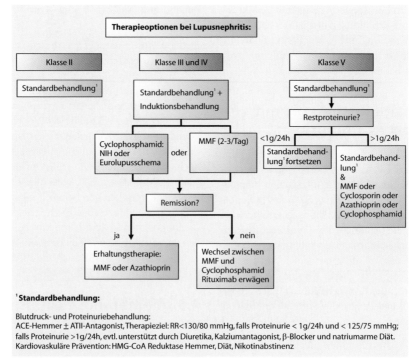

Therapieoptionen bei Lupusnephritis:

Klasse II — Standardbehandlung[1]

Klasse III und IV — Standardbehandlung[1] + Induktionsbehandlung

- Cyclophosphamid: NIH oder Eurolupusschema
- oder
- MMF (2-3/Tag)

Remission?
- ja → Erhaltungstherapie: MMF oder Azathioprin
- nein → Wechsel zwischen MMF und Cyclophosphamid Rituximab erwägen

Klasse V — Standardbehandlung[1]

Restproteinurie?
- <1g/24h → Standardbehandlung[1] fortsetzen
- >1g/24h → Standardbehandlung[1] & MMF oder Cyclosporin oder Azathioprin oder Cyclophosphamid

[1] Standardbehandlung:

Blutdruck- und Proteinuriebehandlung:
ACE-Hemmer ± ATII-Antagonist, Therapieziel: RR<130/80 mmHg, falls Proteinurie < 1g/24h und < 125/75 mmHg;
falls Proteinurie >1g/24h, evtl. unterstützt durch Diuretika, Kalziumantagonist, β-Blocker und natriumarme Diät.
Kardiovaskuläre Prävention: HMG-CoA Reduktase Hemmer, Diät, Nikotinabstinenz

Abb. 4.1: Therapeutisches Management der Lupus-Nephritis. Abhängig von der Histologie (WHO bzw. ISN-Klasse) stehen mehrere Therapieoptionen zur Verfügung.

phosphamid ermöglichen eine deutlich komplikationsärmere Therapie, vermutlich ohne Verlust von Effektivität (Abb. 4.1). Auch wenn Azathioprin als Induktionsbehandlung nur noch wenig gebraucht werden wird, bleibt dieses Mittel aufgrund des günstigen Nebenwirkungsprofils, der relativen Sicherheit in der Schwangerschaft und nicht zuletzt wegen der geringen Kosten eine interessante Alternative in der Erhaltungstherapie der Lupusnephritis.

Einige offene Fragen bleiben jedoch: Obwohl die ersten Ergebnisse ermutigend sind, ist der Effekt der MMF-Therapie im Langzeitverlauf noch nicht komplett abgesichert. Die in den Studien angewendeten MMF-Dosierungen sind sehr variabel und wurden aus der Transplantationsmedizin übernommen. Da bei der Lupusnephritis MMF im Gegensatz zur Transplantationsmedizin typischerweise nicht in Kombination mit Cyclosporin gegeben wird, sind Studien zur Pharmakokinetik und Dosisoptimierung bei SLE notwendig. Auch die optimale Dauer der Erhaltungstherapie bleibt ein ungelöstes Problem.

In Zukunft wird der Einsatz von Biological Response Modifiers unzweifelhaft eine zunehmende Rolle bei der Behandlung der (therapieresistenten) Lupusnephritis spielen. Auch in diesem Kontext wird die Bedeutung einer ergänzenden Therapie mit MMF oder Azathioprin neu definiert werden müssen.

4.7. Literatur

1. Austin HA, III, Klippel JH, Balow JE, le Riche NG, Steinberg AD, Plotz PH et al. Therapy of lupus nephritis. Controlled trial of prednisone and cytotoxic drugs. N Engl J Med 1986; 314(10):614-619.

2. Steinberg AD, Steinberg SC. Long-term preservation of renal function in patients with lupus nephritis receiving treatment that includes cyclophosphamide versus those treated with prednisone only. Arthritis Rheum 1991; 34(8):945-950.

3. Flanc RS, Roberts MA, Strippoli GF, Chadban SJ, Kerr PG, Atkins RC. Treatment of diffuse proliferative lupus nephritis: a meta-analysis of randomized controlled trials. Am J Kidney Dis 2004; 43(2):197-208.

4. van Hest RM, Mathot RA, Pescovitz MD, Gordon R, Mamelok RD, van Gelder T. Explaining variability in mycophenolic acid exposure to optimize mycophenolate

mofetil dosing: a population pharmacokinetic meta-analysis of mycophenolic acid in renal transplant recipients. J Am Soc Nephrol 2006; 17(3):871-880.

5. Chan TM, Li FK, Tang CS, Wong RW, Fang GX, Ji YL et al. Efficacy of mycophenolate mofetil in patients with diffuse proliferative lupus nephritis. Hong Kong-Guangzhou Nephrology Study Group. N Engl J Med 2000; 343(16):1156-1162.

6. Chan TM, Tse KC, Tang CS, Mok MY, Li FK. Long-term study of mycophenolate mofetil as continuous induction and maintenance treatment for diffuse proliferative lupus nephritis. J Am Soc Nephrol 2005; 16(4): 1076-1084.

7. Grootscholten C, Ligtenberg G, Hagen EC, van den Wall Bake AW, Glas-Vos JW, Bijl M et al. Azathioprine/methylprednisolone versus cyclophosphamide in proliferative lupus nephritis. A randomized controlled trial. Kidney Int 2006; 70(4):732-742.

8. Moroni G, Quaglini S, Maccario M, Banfi G, Ponticelli C. "Nephritic flares" are predictors of bad long-term renal outcome in lupus nephritis. Kidney Int 1996; 50(6): 2047-2053.

9. Contreras G, Pardo V, Leclercq B, Lenz O, Tozman E, O'Nan P et al. Sequential therapies for proliferative lupus nephritis. N Engl J Med 2004; 350(10):971-980.

10. Houssiau FA, Vasconcelos C, D'Cruz D, Sebastiani GD, Garrido Ed ER, Danieli MG et al. Immunosuppressive therapy in lupus nephritis: the Euro-Lupus Nephritis Trial, a randomized trial of low-dose versus high-dose intravenous cyclophosphamide. Arthritis Rheum 2002; 46(8):2121-2131.

11. Radhakrishnan J, Ginzler EM, Appel GB. Mycophenolate mofetil (MMF) vs. Intravenous Cyclophosphamide (IVC) for Severe Lupus nephritis (LN): Subgroup Analysis of Patients with Membranous Nephropathy. J.Am.Soc.Nephrol. 16, 8A. 2005; abstract

12. Mok CC, Ying KY, Lau CS, Yim CW, Ng WL, Wong WS et al. Treatment of pure membranous lupus nephropathy with prednisone and azathioprine: an open-label trial. Am J Kidney Dis 2004; 43(2):269-276.

13. Spetie DN, Tang Y, Rovin BH, Nadasdy T, Nadasdy G, Pesavento TE et al. Mycophenolate therapy of SLE membranous nephropathy. Kidney Int 2004; 66(6): 2411-2415.

Immunadsorption und Biologicals

5. Immunadsorption und Biologicals

Trotz der Erfolge von Cyclophosphamid und Immunsuppressiva ist die Behandlung des SLE ungezielt, zum Teil mit ernsthaften Nebenwirkungen belastet, und nicht in jedem Fall erfolgreich. Neue Therapieansätze lassen hier auf Verbesserungen hoffen.

Für die Pathogenese des SLE spielen eine Vielzahl von Autoantikörpern und daraus bestehenden Immunkomplexen eine zentrale Rolle. Dies beweist die Rolle von Plasmazellen und B-Zellen. Auf Grund der Spezifität der Autoantikörper lässt sich T-Zell-Hilfe deduzieren, und sowohl T-Zellen als auch B-Zellen müssen ihr Antigen an der Oberfläche Antigen-präsentierender Zellen finden (Abb. 5.1). Andererseits spielen nach der Ablagerung der Immunkomplexe Komplementkomponenten und Monozyten/Makrophagen eine entscheidende Rolle. Diese Monozyten/Makrophagen produzieren eine Reihe proinflammatorischer Botenstoffe, die letztlich zur Entzündung in Organen, in Haut, Niere, Blutgefäßen oder Gelenken führen.

Auf allen diesen Ebenen eröffnen moderne Therapien neue Ansatzpunkte: Der Kontakt zwischen Antigen-präsentierenden Zellen oder B-Zellen und T-Zellen lässt sich durch Kostimulationsblocker beeinträchtigen (Abb. 5.1, Punkt 1). B-Zellen sind einerseits direkt durch Antikörper depletier- beziehungsweise modifizierbar und könnten andererseits durch Tolerogene und die Blockade B-Zell-stimulierender Zytokine beeinflusst werden (Abb. 5.1, Punkt 2). Antikörper selbst sind mittels Immunadsorption heute wesentlich besser entfernbar als durch Plasmaaustausch (Abb. 5.1, Punkt 3). Und schließlich sind proinflammatorische Zytokine direkt blockierbar (Abb. 5.1, Punkt 4). Unsere Übersicht beschreibt die verschiedenen neuen Therapieoptionen in dieser Reihenfolge.

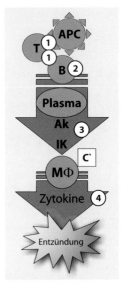

Abb. 5.1: Angriffspunkte für neue Therapien.
1. Kostimulationsblocker verhindern die wirksame Präsentation von Antigen an T-Zellen und behindern damit die T-Zell-Hilfe für B-Zellen.
2. B-Zellen werden durch Antikörper und Tolerogene depletiert oder modifiziert.
3. Antikörper (Ak) und Immunkomplexe (IK) können durch Immunadsorption (oder Plasmaaustausch) direkt entfernt werden.
4. Die durch Monozyten/Makrophagen als Folge der Immunkomplexablagerung gebildeten Zytokine können direkt gehemmt werden.

5.1. Kostimulationsblockade

Die Interaktion von T-Zellen mit antigenpräsentierenden Zellen (dendritische Zellen, Makrophagen, B-Zellen) ist wichtig für die Unterhaltung der Immunaktivierung, denn neben dem Signal über den T-Zell-Rezeptor benötigen T-Zellen zu ihrer Aktivierung ein zweites Signal durch kostimulatorische Rezeptoren. Derzeit sind zwei kostimulatorische Rezeptor-Ligand-Paarungen theoretisch beeinflussbar. Einerseits gab es zwei Versuche, das CD40-CD40-Ligand (CD40L)-System durch Anti-CD40L-Antikörper zu blockieren, die aber therapeutisch nicht erfolgreich waren. Der eine Antikörper zeigte keinen therapeutischen Effekt (1), der andere führte, bei zwar immunologischer Wirksamkeit, zu schweren vaskulären Komplikationen (2). Andererseits wird derzeit die Blockade des CD28-B1/B2-System mittels Abatacept versucht, einem Hybridmolekül aus dem negativ stimulierenden Rezeptor CTLA-4 und Immunglobulin (CTLA-4-Ig). Diese Blockade ist im Tiermodell, vor allem in Kombination mit Cyclophosphamid, sehr erfolgreich (3). Bei SLE-Patienten werden momentan klinische Prüfungen sowohl der Monotherapie als auch einer Kombinationstherapie von Abatacept und Cyclophosphamid durchgeführt.

5.2. B-Zell-gezielte Therapie

Seit Jahrzehnten wird eine B-Zell-Hyperaktivität beim SLE als zentrales pathogenetisches Element angesehen, welche unter anderem in einer vermehrten Autoantikörperproduktion mit pathophysiologischen Konsequenzen mündet. Der Nachweis von IgG-Autoantikörpern, insbesondere gerichtet gegen dsDNA, wird seit den 60er Jahren als Charakteristikum des SLE geführt. Obwohl nicht alle Anti-dsDNA-Antikörper für die Lupus-Nephritis pathogenetisch relevant sind, konnte erst kürzlich gezeigt werden, dass kreuzreaktive Antikörper gegen Nukleosomen und α-Aktin eine höhere Potenz zur Nephritis aufweisen. Diese hochaffinen Antikörper werden durch B-Zellen/ Plasmazellen nach Interaktion mit autoantigenspezifischen T-Zellen induziert, nachdem die T-Zellen selbst durch dendritische Zellen oder aber auch durch B-Zellen das Antigen in Kombination mit kostimulatorischen Signalen präsentiert bekommen (4).

Da Kortikoide, Cyclophosphamid als auch Antimalariamittel einen B-Zell-gerichteten Effekt aufweisen, ist ein Teil deren klinischer Wirkungen durchaus auf diesen pharmakologischen Effekt zurückzuführen. Dabei war aber immer auch die enge Interaktion von B-Zellen mit T-Zellen auf verschiedenen Ebenen (Aktivierung, Antigenpräsentation etc.) zu berücksichtigen. Neue Therapieansätze zeigen jetzt aber einen direkten B-Zell-Effekt.

■ Rituximab und andere Anti-CD20-Therapien

Jüngere, unkontrollierte Studien beim SLE zeigen eine hohe Ansprechrate bei schwerem SLE durch B-Zelldepletion unter Anwendung des chimärischen Anti-CD20-Antikörpers Rituximab, welcher bereits für das B-Zell NHL als auch für die chronische Polyarthritis nach TNF-Blocker-Versagen zugelassen und durch kontrollierte Studien belegt ist. CD20 ist ein auf B-Zellen restringierter Oberflächenmarker, der jedoch weder auf frühen Pro-B Zellen noch auf Plasmazellen nachweisbar ist. Initiale Studien von David Isenberg (5, 6) konnten bei SLE-Patienten mit auf Cyclophosphamid resistenter Erkrankung durch zusätzliche B-Zell-Depletion in Kombination mit Cyclophosphamid und Methylprednisolon eine nachhaltige Reduktion der Erkrankungsaktivität (BILAG) und laborchemische Verbesserungen (erhöhte C3-Werte, verbesserte Proteinurie, Reduktion der Anti-dsDNA Antikörper) belegen. Mittlerweile liegen für den SLE bei einem Ansprechen von 85 % der Patienten und einem Relaps in etwa 50 Patienten (7) umfangreichere Erfahrungen vor. Dabei scheint die Gabe von wöchentlich 375 mg/ m^2 Rituximab für 4 Wochen derzeit wirksamer als die Gabe von 2x1 g im Abstand von 14 Tagen. Zur Vermeidung von Infektionen wird beim SLE empfohlen, die Immunsuppression nach B-Zelldepletion zu unterbrechen (8).

Während B-Zelldepletion durch Rituximab nahezu alle typischen Organmanifestationen des SLE verbesserte (8), zeigte sich mit Wiederauftreten der B-Zellen (durchschnittlich nach 5-6 Monaten) erneut klinische SLE-Aktivität in einer Anzahl repräsentativer Studien (9, 10). Derzeit sind randomisierte klinische Prüfungen in den USA dabei, die Wirksamkeit von Rituximab bei Patienten sowohl mit Lupusnephritis als auch ohne Nephritis zu prüfen. Dabei wurde kürzlich über 2 SLE-Patienten aus insgesamt 10.000 mit Rituximab Behandelten berichtet, die eine progressive multifokale Leukenzephalopathie entwickelten. Da eine PML auch beim SLE auftreten kann, ist derzeit nicht sicher ein alleiniger Zusammenhang mit dem Medikament zu ersehen. Dazu sind weitere Verlaufsbeobachtungen erforderlich.

Die chimärische Natur von Rituximab führt beim SLE zu einer höheren Frequenz an HACA-Antikörpern (ca. 8 %), die etwa doppelt so hoch ist wie bei der chronischen Polyarthritis (ca. 5 %). Bereits in frühen klinischen Studien verfügbare humanisierte monoklonale Anti-CD20-Antikörper können aber auch in diesem Fall ein Wiederansprechen der B-Zelldepletion erreichen (8). Diese humanisierten Anti-CD20 Antikörper stehen auch bereit, in klinischen Studien bei Autoimmunpatienten getestet zu werden.

■ Anti-CD22

Ein weiteres auf B-Zellen restringiertes Oberflächenmolekül ist CD22, ähnlich wie CD20 nicht auf frühen B-Zellen und Plasmazellen exprimiert. Ein humanisierter Anti-CD22 Antikörper, Epratuzumab, ist bei NHL-Patienten, 14 SLE-Patienten und Sjögren-Patienten untersucht worden (11).

In der offenen SLE-Studie mit Patienten ohne Nieren- und ZNS-Beteiligung zeigte sich bei einer durchschnittlichen BILAG-Aktivität von 6-12 nach 4 Infusionen mit 360 mg/m^2 eine deutliche Reduktion im BILAG über ein halbes Jahr. Der Wirkmechanismus von Epratuzumab ist noch nicht vollständig klar. Jedoch werden nur 30 % der B-Zellen in der Peripherie depletiert; vorrangig scheint eine Inhibition der B-Zellaktivierung durch Signalblockade des B-Zellrezeptors zu erfolgen (11). Epratuzumab wird derzeit in zwei randomisierten klinischen Studien bei SLE-Patienten mit und ohne Nierenbeteiligung geprüft.

■ Abetimus

Ein anderer Zugang, die Effekte von B-Zellen beim SLE zu unterbinden, ist die Nutzung eines DNA/Oligonukleotid-Konstruktes (Abetimus, LJP394) als sogenanntes Tolerogen, welches über den B-Zellrezeptor eine Anergie zu induzieren vermag. In klinischer Prüfung zeigte sich, dass Abetimus die Anti-dsDNA Spiegel reduzierte sowie die Zeit zu einem Lupusflare bei einigen Patienten verlängerte (12). Obgleich die Verträglichkeit von Abetimus gut ist, bleibt vorerst offen, ob die Wirksamkeit dieses Medikamentes für seinen Routineeinsatz ausreichen wird.

■ BAFF/BLyS-Blockade

Ein weiterer therapeutischer Zugang für B-Zellen ist die Blockade von Überlebensfaktoren, wie zum Beispiel B-Zell aktivierender Faktor (BAFF, syn. BLyS), als Mitglied der TNF-Superfamilie 13b. Dabei befindet sich neben einem Anti-BLyS Antikörper auch das Rezeptorkonstrukt TACI-Ig in klinischen Studien beim SLE.

Therapie	Offene Studien	Kontrollierte Studien	
	erfolgreich	Begonnen	erfolgreich
Kostimulationsblocker			
Anti-CD40L (Hu5c9)	Thrombembolische Nebenwirkungen!	NEIN	-
Anti-CD40L (IDEC131)	ND	JA	NEIN
Abatacept (CTLA4-Ig)	ND	JA	Offen
B-Zell-Therapien			
Rituximab (CD20)	JA	JA	Offen
Epratuzumab (CD22)	JA	JA	Offen
Lympho-Stat B (BAFF)	MARGINAL	JA	MARGINAL
LJP394	MARGINAL	JA	MARGINAL
TEVA-Peptid	ND	JA	Offen
Antikörperentfernung			
Plasmapherese	JA	JA	NEIN
Immunadsorption	JA	NEIN	-
Zytokinblocker			
Infliximab (TNF)	JA	JA	Offen
Etanercept (TNF)	ND	?	?
Anakinra (IL-1)	MARGINAL	NEIN	-
Tocilizumab (IL-6)	JA	NEIN	Offen

Tab. 5.1: Offene und kontrollierte klinische Prüfungen von Plasmaaustausch (IA) und Biological Response Modifiers bei SLE-Patienten.

■ Peptidtherapie

Peptide eröffnen die Möglichkeit einer immunmodulierenden Therapie. Im murinen SLE konnte durch Einsatz von spezifischen Peptidsequenzen des Autoantigens Sm eine Verlangsamung der Nephritis gezeigt werden (13). Klinische Studien stehen noch aus. In klinischen Studien wird derzeit ein weiteres Peptid, TEVA, auf seine Effektivität und Sicherheit beim Lupus getestet, wobei Ergebnisse in Kürze erwartet werden.

5.3. Immunadsorption

In Anbetracht der zentralen Rolle von Antikörpern und Immunkomplexen im Rahmen des Krankheitsgeschehens erschien deren direkte Entfernung seit längerem interessant. Während Plasmaaustausch/Plasmapherese keinen eindeutigen Effekt zeigte und, längerfristig angewandt, in Kombination mit Cyclophosphamid zu lebensgefährlichen Infektionen führte (14), ermöglicht die Immunadsorption eine effizientere Entfernung von Immunglobulin. Kontrollierte Studien liegen nicht vor, historisch prospektive Daten sprechen aber für einen innerhalb von Monaten eintretenden Therapieeffekt bei auch in Kombination mit Cyclophosphamid relativ geringer Nebenwirkungsrate (15).

5.4. Anti-Zytokin-Therapie

Immunkomplexe induzieren die Produktion des proinflammatorischen Zytokins Tumor-Nekrose-Faktor (TNF) durch Monozyten und Makrophagen. TNF ist im Serum und Gewebe von SLE-Patienten deutlich erhöht, korreliert mit der Krankheitsaktivität, und ist zumindest im Serum bioaktiv. Seltene Fälle von unter TNF-Blockade bei anderen Autoimmunerkrankungen aufgetretenem Medikamenten-induzierten SLE sind nach Absetzen des TNF-Blockers selbstlimitierend und in der Regel relativ harmlos.

Eine erste offene Sicherheitsstudie des Anti-TNF-Antikörpers Infliximab (4 Infusionen, etwa 5 mg/kg) in Kombination mit Azathioprin oder Methotrexat zeigte transient ansteigende Antikörperspiegel gegen doppelsträngige DNS und Phospholipide, aber keine SLE-Schübe (16). Während Patientinnen mit Lupus-Arthritis nur unter Therapie profitierten (dort aber komplette Remission), zeigte sich bei Patientinnen mit Lupus-Nephritis ein deutlicher, über zumindest ein Jahr anhaltender Rückgang der Proteinurie. Eine Placebo-kontrollierte klinische Prüfung von Infliximab hat begonnen, eine Etanercept-Studie ist in Vorbereitung.

Die Blockade von Interleukin-1 durch Anakinra führte lediglich zu milden, mittelfristigen Verbesserungen (17, 18). Die IL-6-Rezeptor-Blockade wird zurzeit untersucht. Die Blockade von IL-10 mit einem (daher nur kurzfristig verwendbaren) murinen Antikörper führte in einer offenen Studie zu messbaren Verbesserungen (19), an einem für den Patienteneinsatz besser geeigneten Antikörper wird gearbeitet. Weitere denkbare Ansätze wären die Blockade von IL-18, IL-17, IL-15, Interferon-α oder Interferon-γ.

5.5. Zusammenfassung

Mehrere der neuen therapeutischen Optionen mit Biological response modifiers erscheinen derzeit Erfolg versprechend. Kontrollierte klinische Prüfungen sind für mehrere Therapieansätze bereits im Laufen und es ist zu hoffen, dass damit in einigen Jahren gesicherte, hochwirksame neue Therapien zur Verfügung stehen werden. In mit konservativen Therapieansätzen nicht beherrschbaren Einzelfällen erscheinen auch heute schon B-Zell-Depletion, Immunadsorption und TNF-Blockade in Kombination mit Azathioprin vertretbar.

5.6. Literatur

1. Kalunian KC, Davis JC, Jr., Merrill JT, Totoritis MC, Wofsy D. Treatment of systemic lupus erythematosus by inhibition of T cell costimulation with anti-CD154: a randomized, double-blind, placebo-controlled trial. Arthritis Rheum 2002; 46(12):3251-3258.

2. Boumpas DT, Furie R, Manzi S, Illei GG, Wallace DJ, Balow JE et al. A short course of BG9588 (anti-CD40 ligand antibody) improves serologic activity and decreases hematuria in patients with proliferative lupus glomerulonephritis. Arthritis Rheum 2003; 48(3):719-727.

3. Daikh DI, Wofsy D. Cutting edge: reversal of murine lupus nephritis with CTLA4Ig and cyclophosphamide. J Immunol 2001; 166(5):2913-2916.

4. Dorner T. Crossroads of B cell activation in autoimmunity: rationale of targeting B cells. J Rheumatol Suppl 2006; 77:3-11.

5. Leandro MJ, Edwards JC, Cambridge G, Ehrenstein MR, Isenberg DA. An open study of B lymphocyte deple-

tion in systemic lupus erythematosus. Arthritis Rheum 2002; 46(10):2673-2677..

6. Leandro MJ, Cambridge G, Edwards JC, Ehrenstein MR, Isenberg DA. B-cell depletion in the treatment of patients with systemic lupus erythematosus: a longitudinal analysis of 24 patients. Rheumatology (Oxford) 2005; 44(12):1542-1545.

7. Sfikakis PP, Boletis JN, Tsokos GC. Rituximab anti-B-cell therapy in systemic lupus erythematosus: pointing to the future. Curr Opin Rheumatol 2005; 17(5):550-557.

8. Isenberg D, Rahman A. Systemic lupus erythematosus—2005 annus mirabilis? Nat Clin Pract Rheumatol 2006; 2(3):145-152.

9. Looney RJ, Anolik J, Sanz I. B lymphocytes in systemic lupus erythematosus: lessons from therapy targeting B cells. Lupus 2004; 13(5):381-390.

10. Sfikakis PP, Boletis JN, Lionaki S, Vigklis V, Fragiadaki KG, Iniotaki A et al. Remission of proliferative lupus nephritis following B cell depletion therapy is preceded by down-regulation of the T cell costimulatory molecule CD40 ligand: an open-label trial. Arthritis Rheum 2005; 52(2):501-513.

11. Dorner T, Kaufmann J, Wegener WA, Teoh N, Goldenberg DM, Burmester GR. Initial clinical trial of epratuzumab (humanized anti-CD22 antibody) for immunotherapy of systemic lupus erythematosus. Arthritis Res Ther 2006; 8(3):R74.

12. Alarcon-Segovia D, Tumlin JA, Furie RA, McKay JD, Cardiel MH, Strand V et al. LJP 394 for the prevention of renal flare in patients with systemic lupus erythematosus: results from a randomized, double-blind, placebo-controlled study. Arthritis Rheum 2003; 48(2):442-454.

13. Riemekasten G, Marell J, Trebeljahr G, Klein R, Hausdorf G, Haupl T et al. A novel epitope on the C-terminus of SmD1 is recognized by the majority of sera from patients with systemic lupus erythematosus. J Clin Invest 1998; 102(4):754-763.

14. Aringer M, Smolen JS, Graninger WB. Severe infections in plasmapheresis-treated systemic lupus erythematosus. Arthritis Rheum 1998; 41(3):414-420.

15. Stummvoll GH, Aringer M, Smolen JS, Schmaldienst S, Jimenez-Boj E, Horl WH et al. IgG immunoadsorption reduces systemic lupus erythematosus activity and proteinuria: a long term observational study. Ann Rheum Dis 2005; 64(7):1015-1021.

16. Aringer M, Graninger WB, Steiner G, Smolen JS. Safety and efficacy of tumor necrosis factor alpha blockade in systemic lupus erythematosus: An open-label study. Arthritis Rheum 2004; 50(10):3161-3169.

17. Moosig F, Zeuner R, Renk C, Schroder JO. IL-1RA in refractory systemic lupus erythematosus. Lupus 2004; 13(8):605-606.

18. Ostendorf B, Iking-Konert C, Kurz K, Jung G, Sander O, Schneider M. Preliminary results of safety and efficacy of the interleukin 1 receptor antagonist anakinra in patients with severe lupus arthritis. Ann Rheum Dis 2005; 64(4):630-633.

19. Llorente L, Richaud-Patin Y, Garcia-Padilla C, Claret E, Jakez-Ocampo J, Cardiel MH et al. Clinical and biologic effects of anti-interleukin-10 monoclonal antibody administration in systemic lupus erythematosus. Arthritis Rheum 2000; 43(8):1790-1800.

Basistherapie des nicht-renalen SLE – was ist gesichert?

6. Basistherapie des nicht-renalen SLE – was ist gesichert?

Glücklicherweise braucht nur ein Teil der SLE-Patienten jemals Cyclophosphamid, und dann auch nur für relativ kurze Zeit. Viele Patienten haben niemals eine relevante renale Beteiligung, manche auch keine Hautbeteiligung. Dennoch benötigen auch diese Patienten häufig eine Therapie. Glukokortikoide, Malariamittel, Azathioprin, Methotrexat, aber auch andere Substanzen werden zum Teil seit Jahrzehnten eingesetzt. Aber wo ist dafür die Evidenz? Dieses Kapitel versucht, darauf eine Antwort zu geben. Bewusst ausgespart bleiben hier Cyclophosphamidtherapie (Kap. 3.), Azathioprin- und Mycophenolattherapie der Lupusnephritis (Kap. 4.), IAS und Biologicals (Kap. 5.) und die Therapie der Hautbeteiligung (Kap. 7.).

6.1. Malariamittel

Chloroquin und Hydroxychloroquin werden in der Therapie des SLE in großem Maßstab eingesetzt. Nachdem jahrzehntelang der Mechanismus völlig unklar war, sprechen neue Erkenntnisse für eine Blockade der Toll-Like-Rezeptoren (TLR) 7 und 9. Malariamittel sind in der Lage, Krankheitsschübe zu verhindern. In einer placebokontrollierten kanadischen Studie erhielten Patienten unter Hydroxychloroquin entweder diese Therapie weiter, oder beendeten die Hydroxychloroquintherapie und erhielten Placebo (1). Diese Placebogruppe erlitt im Beobachtungszeitraum von sechs Monaten zweieinhalb Mal mehr SLE-Schübe. Schwere Schübe waren sogar sechsmal so häufig. Die Weiterbeobachtung der Patienten über drei Jahre (insgesamt 42 Monate) zeigte kein signifikantes Ergebnis mehr, der Trend ging aber in die selbe Richtung – 11 der 22 Patienten (50 %) unter Placebo erlitten Schübe, aber nur 7 von 25 Patienten (28 %) unter Hydroxychloroquin (2). In einer ebenfalls Placebo-kontrollierten brasilianischen Studie kam es unter Chloroquin ebenfalls zu einer Reduktion der Schubfrequenz und zu einem Glukokortikoid-sparenden Effekt (3).

6.2. Azathioprin

Azathioprin ist in der Folgetherapie nach Cyclophosphamid bei Lupusnephritis unbestritten

wirksam (Kap. 4.). Darüber hinaus ist die Datenlage aber auch nach jahrzehntelangem, in der klinischen Praxis erfolgreichem Gebrauch höchst spärlich. Kontrollierte Studien, die mit einem nicht-renalen Endpunkt eindeutig positive Ergebnisse zeigen, liegen kaum vor.

Bei aktivem SLE konnten durch Kombination von Prednisolon mit Azathioprin im Vergleich zur Prednisolon-Monotherapie ein Glukokortikoid-sparender Effekt und eine Reduzierung der Mortalität erreicht werden (4). In einer randomisierten Studie wurde bei Patienten in Remission Azathioprin entweder abgesetzt oder fortgeführt. Nach Absetzen des Azathioprins ließen sich häufiger Exazerbationen des SLE nachweisen (5).

Bis zu einem gewissen Grad lässt sich aus den Nephritis-Studien aber schließen, dass Azathioprin auch die globale SLE-Aktivität vermindert (6).

In verschiedenen Fallserien wurde über eine Wirksamkeit von Azathioprin und den Glukokortikoid-sparenden Effekt bei kutanen Manifestationen berichtet (7, 8).

6.3. Mycophenolat-Mofetil (MMF)

Wie bereits in Kap. 4. beschrieben, hat MMF Azathioprin in der Transplantationsmedizin weitestgehend abgelöst. Ein ähnlicher Trend scheint sich auch für den SLE abzuzeichnen, aber bis jetzt steht der Beweis einer Überlegenheit im direkten Vergleich aus. Auch hier liegen vor allem Studien zur Lupusnephritis vor. In einer offenen Studie (9) kam es unter zehn Patienten mit steigenden Antikörpern gegen dsDNA sechs Monate lang zu keinem einzigen Schub, während in einer historischen Kontrollpopulation Schübe bei mehr als zwei Drittel der Patienten auftraten. Unter MMF gingen auch die Anti-dsDNA-Antikörper auf die Hälfte zurück, ähnlich wie in einer retrospektiven Studie über 86 Patienten (10), bei der es auch zu einem Rückgang der Globalaktivität kam. Fallberichte sprechen auch für eine Wirksamkeit bei Thrombopenie (11) und hämolytischer Anämie (12). Die Empfehlungen der Kommission für

Pharmakotherapie der Deutschen Gesellschaft für Rheumatologie erwägen daher MMF auch bei therapierefraktärem nicht-renalen SLE (13).

6.4. Methotrexat

Methotrexat ist bei c und Hautmanifestationen wirksam und reduziert die globale Krankheitsaktivität bei gering bis mäßig aktivem SLE. Eine randomisierte placebokontrollierte Studie mit 15 mg oder 20 mg (Patienten über 50 kg) wöchentlich zeigte eine signifikante Besserung von Lupus-Arthritis, Hautmanifestationen und globaler Krankheitsaktivität bei gleichzeitiger Reduktion der Glukokortikoiddosis (14). Auch eine kontrollierte retrospektive Kohortenstudie mit 7,5 bis 15 mg pro Woche fand eine signifikante Verbesserung von Lupus-Arthritis und globaler Krankheitsaktivität für die 17 Methotrexat-behandelten Patienten (15). Mehrere Fallserien kommen zu ähnlichen Ergebnissen (siehe Review in (16)). Interessant erscheinen aber zudem insbesondere Fallserien von kombinierter intrathekaler Dexamethason- und Methotrexattherapie (je 10-20 mg intrathekal) bei SLE-Patienten mit neuropsychiatrischen Manifestationen mit etwa 90 %igen Ansprechraten (17, 18). Gastrointestinale Nebenwirkungen und erhöhte Transaminasen wurden regelmäßig berichtet, zu Therapieabbrüchen führende schwerere Nebenwirkungen waren aber selten. Wie auch sonst ist Methotrexat bei Patienten mit relevant reduzierter Nierenfunktion kontraindiziert.

6.5. Leflunomid

Leflunomid war hinsichtlich der globalen Krankheitsaktivität in einer mit insgesamt 12 Patienten kleinen, 6-monatigen Placebo-kontrollierten Doppelblindstudie bei gering bis mäßig aktivem SLE der Glukokortikoid-Monotherapie überlegen (19). Zu einem ähnlichen Schluss kam eine offene, drei Monate dauernde Studie mit 18 Patienten, von denen 4 die Medikation vorzeitig absetzten (20). In Briefform wurde auch eine offene Leflunomidstudie bei 19 Patienten mit Lupusnephritis berichtet (21).

6.6. Cyclosporin A

Während höher dosiertes Cyclosporin (10 mg/kg täglich) inakzeptable Nebenwirkungen hatte, gibt

es für niedrigere Dosen (2,5-5 mg/kg) offene Ergebnisse, die bei recht guter Verträglichkeit Verbesserung von Blutbildveränderungen und globaler Krankheitsaktivität, Normalisierung der Serum-Komplement-Spiegel und Reduktion der Steroiddosis dokumentierten (Review in (22)). In einer offenen, kontrollierten, randomisierten Studie mit 28 Patienten, die entweder Glukokortikoide und niedrig dosiertes Cyclosporin A oder nur Glukokortikoide als Monotherapie erhielten, war der Cyclosporin A-Arm bezüglich globaler Krankheitsaktivität überlegen und die Glukokortikoiddosis niedriger (23). Nebenwirkungen waren kein wesentliches Problem. Auf Grund seiner potentiellen Nephrotoxizität und häufigerer reversibler Nebenwirkungen (Blutdruckerhöhung, Gingivahyperplasie, Hypertrichose) wird Cyclosporin A dennoch derzeit eher zurückhaltend eingesetzt.

Zusammenfassend ist die Zahl der kontrollierten Studien bei SLE-Patienten ohne Nephritis eher gering. Dennoch unterstützen die vorliegenden Daten im Wesentlichen die derzeitige Praxis – ein zumindest moderater Einfluss, vor allem auf die globale Krankheitsaktivität, erscheint für alle beschriebenen Substanzen plausibel. Größere, gut kontrollierte klinische Prüfungen wären auch hier wünschenswert.

6.7. Literatur

1. A randomized study of the effect of withdrawing hydroxychloroquine sulfate in systemic lupus erythematosus. The Canadian Hydroxychloroquine Study Group. N Engl J Med 1991; 324(3):150-154.

2. Tsakonas E, Joseph L, Esdaile JM, Choquette D, Senecal JL, Cividino A et al. A long-term study of hydroxychloroquine withdrawal on exacerbations in systemic lupus erythematosus. The Canadian Hydroxychloroquine Study Group. Lupus 1998; 7(2):80-85.

3. Meinao IM, Sato EI, Andrade LE, Ferraz MB, Atra E. Controlled trial with chloroquine diphosphate in systemic lupus erythematosus. Lupus 1996; 5(3):237-241.

4. Sztejnbok M, Stewart A, Diamond H, Kaplan D. Azathioprine in the treatment of systemic lupus erythematosus. A controlled study. Arthritis Rheum 1971; 14(5): 639-645.

5. Sharon E, Kaplan D, Diamond HS. Exacerbation of systemic lupus erythematosus after withdrawal of azathioprine therapy. N Engl J Med 1973; 288(3):122-124.

6. Grootscholten C, Ligtenberg G, Hagen EC, van den Wall Bake AW, de Glas-Vos JW, Bijl M et al. Azathiopri-

ne/methylprednisolone versus cyclophosphamide in proliferative lupus nephritis. A randomized controlled trial. Kidney Int 2006; 70(4):732-742.

7. Callen JP, Spencer LV, Burruss JB, Holtman J. Azathioprine. An effective, corticosteroid-sparing therapy for patients with recalcitrant cutaneous lupus erythematosus or with recalcitrant cutaneous leukocytoclastic vasculitis. Arch Dermatol 1991; 127(4):515-522.

8. Werth V, Franks A, Jr. Treatment of discoid skin lesions with azathioprine. Arch Dermatol 1986; 122(7): 746-747.

9. Bijl M, Horst G, Bootsma H, Limburg PC, Kallenberg CG. Mycophenolate mofetil prevents a clinical relapse in patients with systemic lupus erythematosus at risk. Ann Rheum Dis 2003; 62(6):534-539.

10. Pisoni CN, Sanchez FJ, Karim Y, Cuadrado MJ, D'Cruz DP, Abbs IC et al. Mycophenolate mofetil in systemic lupus erythematosus: efficacy and tolerability in 86 patients. J Rheumatol 2005; 32(6):1047-1052.

11. Vasoo S, Thumboo J, Fong KY. Refractory immune thrombocytopenia in systemic lupus erythematosus: response to mycophenolate mofetil. Lupus 2003; 12(8): 630-632.

12. Alba P, Karim MY, Hunt BJ. Mycophenolate mofetil as a treatment for autoimmune haemolytic anaemia in patients with systemic lupus erythematosus and antiphospholipid syndrome. Lupus 2003; 12(8):633-635.

13. Fischer-Betz R, Hiepe F. [Revision of the recommendations of the Commission on Pharmacotherapy of the German Society for Rheumatology : Comment on the use of mycophenolic acid for systemic lupus erythematosus.]. Z Rheumatol 2007.

14. Carneiro JR, Sato EI. Double blind, randomized, placebo controlled clinical trial of methotrexate in systemic lupus erythematosus. J Rheumatol 1999; 26(6):1275-1279.

15. Rahman P, Humphrey-Murto S, Gladman DD, Urowitz MB. Efficacy and tolerability of methotrexate in antimalarial resistant lupus arthritis. J Rheumatol 1998; 25(2):243-246.

16. Wong JM, Esdaile JM. Methotrexate in systemic lupus erythematosus. Lupus 2005; 14(2):101-105.

17. Valesini G, Priori R, Francia A, Balestrieri G, Tincani A, Airo P et al. Central nervous system involvement in systemic lupus erythematosus: a new therapeutic approach with intrathecal dexamethasone and methotrexate. Springer Semin Immunopathol 1994; 16(2-3):313-321.

18. Dong Y, Zhang X, Tang F, Tian X, Zhao Y, Zhang F. Intrathecal injection with methotrexate plus dexamethasone in the treatment of central nervous system involvement in systemic lupus erythematosus. Chin Med J (Engl) 2001; 114(7):764-766.

19. Tam LS, Li EK, Wong CK, Lam CW, Szeto CC. Double-blind, randomized, placebo-controlled pilot study of leflunomide in systemic lupus erythematosus. Lupus 2004; 13(8):601-604.

20. Remer CF, Weisman MH, Wallace DJ. Benefits of leflunomide in systemic lupus erythematosus: a pilot observational study. Lupus 2001; 10(7):480-483.

21. Tam LS, Li EK, Wong CK, Lam CW, Li WC, Szeto CC. Safety and efficacy of leflunomide in the treatment of lupus nephritis refractory or intolerant to traditional immunosuppressive therapy: an open label trial. Ann Rheum Dis 2006; 65(3):417-418.

22. Griffiths B, Emery P. The treatment of lupus with cyclosporin A. Lupus 2001; 10(3):165-170.

23. Dammacco F, la Casa AO, Ferraccioli G, Racanelli V, Casatta L, Bartoli E. Cyclosporine-A plus steroids versus steroids alone in the 12-month treatment of systemic lupus erythematosus. Int J Clin Lab Res 2000; 30(2):67-73.

Klinik und Therapie von SLE-Hautmani-festationen

7. Klinik und Therapie von SLE-Hautmanifestationen

7.1. Klassifikation und Klinik der Hautmanifestationen

Kutane Manifestationen können bei 72-85 % der Patienten mit systemischem Lupus erythematodes (SLE) unabhängig von der Aktivität der Erkrankung in jedem Stadium auftreten und werden in 23-28 % sogar als erstes Krankheitszeichen beschrieben. Das vielfältige Spektrum der Hautläsionen wird aufgrund histopathologischer Kriterien in LE-unspezifische und LE-spezifische Manifestationen eingeteilt (1). Als LE-unspezifische kutane Manifestationen, die zwar häufig mit einem SLE, aber auch mit anderen Erkrankungen assoziiert sind, gelten vaskuläre Hautveränderungen, wie z.B. periunguale Teleangiektasien, Thrombophlebitis, Raynaud-Syndrom und Veränderungen an den Akren in Form einer okklusiven Vaskulopathie (2). Bei Auftreten einer Livedo racemosa sollte ein Antiphospholipidsyndrom ausgeschlossen werden. Weiterhin können sich eine leukozytoklastische Vaskulitis in Form einer palpablen Purpura und eine urtikarielle Vaskulitis manifestieren, von Bedeutung ist insbesondere die hypokomplementämische Variante mit Nachweis von anti-C1q Antikörpern. Zusätzlich finden sich u.a. eine nichtvernarbende Alopezie, Calcinosis cutis, papulöse Muzinose und ein Erythema exsudativum multiforme. Die LE-spezifischen kutanen Manifestationen umfassen die verschiedenen Subtypen des kutanen Lupus erythematodes (CLE) und lassen sich aufgrund von Prognose und Verlauf sowie anhand genetischer, klinischer, histopathologischer und immunserologischer Befunde klassifizieren: akut kutaner LE (ACLE), subakut kutaner LE (SCLE) und chronisch kutaner LE (CCLE). Kürzlich wurde diese Klassifikation um den intermittierenden kutanen LE (ICLE) erweitert (Tab. 7.1) (3).

- Akut kutaner Lupus erythematodes (ACLE)
- Subakut kutaner Lupus erythematodes (SCLE)
- Chronisch kutaner Lupus erythematodes (CCLE)
  - **Diskoider Lupus erythematodes (DLE)**
  - Lupus erythematodes profundus (LEP)
  - Chilblain Lupus erythematodes (CHLE)
- **Intermittierender kutaner Lupus erythematodes (ICLE)**
  - Lupus erythematodes tumidus (LET)

Tab. 7.1: Kutaner Lupus erythematodes (CLE): Düsseldorfer Klassifikation (modifiziert nach Kuhn and Ruzicka 2004).

Der mit 30-60 % am häufigsten im Rahmen eines SLE auftretende kutane Subtyp ist der ACLE, der lokalisiert oder generalisiert in Erscheinung treten kann. Auch alle anderen LE-spezifischen kutanen Manifestationen können im Krankheitsverlauf eines SLE vorkommen, und ein CLE mit primär kutaner Manifestation kann in unterschiedlicher Häufigkeit systemische Organmanifestationen entwickeln (4). Während sich diskoide Hautläsionen bei 15-30 % der Patienten mit SLE im Verlauf der Erkrankung manifestieren und im Zusammenhang mit milderen Krankheitsverläufen und einer weniger stark ausgeprägten Nierenbeteiligung beschrieben werden, entwickeln sich bei weniger als 5 % der Patienten mit diskoidem Lupus erythematodes (DLE, häufigster Subtyp des CCLE) systemische Organmanifestationen. Patienten mit SCLE erfüllen zwar in ca. 50 % formal die ACR-Kriterien bei vorzugsweise arthralgischem Beschwerdebild, ohne aber an einem manifesten SLE erkrankt zu sein. In nur ca. 10-15 % kommt es im Verlauf der Erkrankung zum Auftreten von systemischen Organmanifestationen im Sinne eines SLE mit meistens eher milden Verläufen (5). Da der ICLE, der den LE tumidus (LET) umfasst, erst in den letzten Jahren analysiert und in der Literatur vermehrt beschrieben wurde, gibt es noch keine genauen Angaben über die Prognose dieses Subtyps. In den Kasuistiken wird keine bzw.

eine nur sehr seltene Assoziation mit einem SLE dokumentiert (6). Die Häufigkeit einer Photosensitivität beim SLE liegt zwischen 28-71 % und geht bei einem Drittel der Patienten einer systemischen Organmanifestation unmittelbar voraus. Zwar wird die Photosensitivität als eines der ACR-Kriterien zur Klassifikation des SLE aufgeführt, ist aber nur unzureichend definiert und für diese Erkrankung nicht spezifisch. Daher wird zur Zeit in Erwägung gezogen, die ACR-Kriterien unter Einbeziehung weiterer Kontrollgruppen und in Zusammenarbeit mit verschiedenen Fachdisziplinen neu zu evaluieren (7). Im Rahmen eines SLE kann es auch zum Auftreten subepidermaler Blasenbildung kommen, die meistens mit akuten und schweren Krankheitsverläufen assoziiert ist. Weiterhin zeigen mehr als 50 % der Patienten mit SLE bei einem akuten Schub eine Schleimhautbeteiligung, die sich insbesondere in Form von oralen Ulzerationen manifestiert (Abb. 7.1).

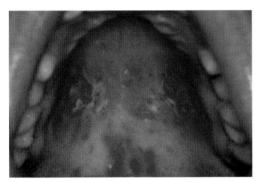

Abb. 7.1: Erosiv-ulzerierende Mundschleimhautveränderungen in typischer Lokalisation am Gaumen bei SLE.

Spezifische kutane Manifestationen

Beim *akut kutanen Lupus erythematodes (ACLE)* wird zwischen einer lokalisierten und einer generalisierten Form unterschieden (1). Die lokalisierte Form kommt weitaus häufiger vor und zeigt typischerweise das charakteristische Bild eines "Schmetterlingserythems", ein sich zentrofazial unter Aussparung der Nasolabialfalten symmetrisch über die Wangen und den Nasenrücken ausbreitendes, scharf und regelmäßig begrenztes Erythem, das vom Patienten häufig als Sonnenbrand fehlgedeutet wird (Abb. 7.2) (4). Die generalisierte exanthematische Form des ACLE ist durch multiple tiefrote oder livide, konfluierende Makulae und

Papeln am gesamten Integument gekennzeichnet und ist häufig mit einer erhöhten Krankheitsaktivität assoziiert. Bei einer sehr akuten Manifestation kann das Exanthem von schmerzhaften, erosiven oralen und/oder nasalen Schleimhautveränderungen begleitet sein, und es kann sich sogar das Bild einer toxisch epidermalen Nekrolyse (TEN) entwickeln (8). Bei der Abheilung des ACLE kommt es zu keiner Narbenbildung.

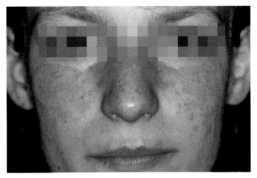

Abb. 7.2: ACLE: maculopapulöses Schmetterlingserythem mit Aussparung der Nasolabialfalten im Gesicht.

Der *subakut kutane Lupus erythematodes (SCLE)* nimmt eine intermediäre Sonderform unter den Subtypen des CLE ein, da er mit dem Auftreten milder systemischer Begleitreaktionen (insbesondere Arthralgien, Myalgien, Müdigkeit und Abgeschlagenheit) assoziiert ist und somit zwischen der kutanen und systemischen Variante steht. Dieser Subtyp besitzt ein charakteristisches immungenetisches Profil (HLA-A1, -B8, DR3, anti-Ro/SSA und/oder anti-La/SSB Antikörper). Klinisch zeigen sich in lichtexponierten Arealen symmetrisch angeordnete anuläre, erythematöse Plaques mit nach innen gerichteter Schuppenkrause und zentraler Abblassung (Abb. 7.3) und/oder papulosquamöse konfluierende Plaques, die ein psoriasiformes Bild abgeben können (5). Der SCLE hat einen schubförmig-rezidivierenden Verlauf und heilt ohne Narbenbildung ab, charakteristisch für diesen Subtyp sind jedoch häufig persistierende vitiligoartige Hypopigmentierungen.

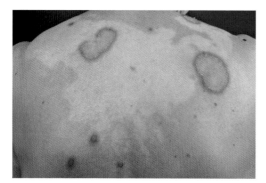

Abb. 7.3: SCLE: anulär-polyzyklische Variante mit erythematösem Randsaum und nach innen gerichteter Schuppenkrause am Rücken; vitiligoartige Depigmentierung nach Abheilung früherer SCLE-Herde.

Der *chronisch kutane Lupus erythematodes (CCLE)* umfasst den *diskoiden Lupus erythematodes (DLE)*, den *Lupus erythematodes profundus (LEP)* und den *Chilblain Lupus erythematodes (CHLE)*. Der DLE findet sich in der überwiegenden Anzahl der Patienten (80 %) in lokalisierter Form auf Capillitium und Gesicht begrenzt. Bei der disseminierten Form (20 %), die häufiger mit einem SLE assoziiert ist, sind zusätzlich der obere Stamm und die Extremitätenstreckseiten befallen (1). Im Zentrum der erythematösen diskoiden Plaques zeigen sich fest haftende, weiße, follikuläre Keratosen mit Hyperästhesie ("Tapeziernagelphänomen"), deren manuelles Abheben schmerzhaft ist. Im Verlauf heilt der DLE mit Atrophie und zentraler Narbenbildung, Hypo- und Hyperpigmentierungen ab (Abb. 7.4), und in behaarten Arealen entsteht eine vernarbende Alopezie. Der DLE kann mit allen anderen Subtypen des CLE koexistieren, und bei ca. 10 % der Patienten können sich diskoide Hautläsionen auch als erstes Krankheitszeichen eines SLE manifestieren. Daher sollte bei Erstvorstellung eines Patienten mit DLE eine systemische Organmanifestation ausgeschlossen werden. Der LEP (Synonym: Lupus panniculitis) ist durch das Auftreten subkutaner, knotiger, derber Infiltrate gekennzeichnet und hinterlässt tiefe Lipatrophien. Häufig ist der LEP mit diskoiden Hautläsionen assoziiert (an der Oberfläche des LEP oder auch an anderen Stellen), kann aber auch im Rahmen eines SLE auftreten (4). Der CHLE ist hingegen durch symmetrische, druckdolente, lividrote Schwellungen in kälteexponierten Arealen charakterisiert, die klinische und histologische Abgrenzung gegenüber Perniones kann jedoch häufig schwierig sein. Die

Diagnose dieses Subtyps kann durch positive antinukleäre Antikörper, einen erhöhten Rheumafaktor und anti-Ro/SSA Antikörper unterstützt werden. Eine Assoziation des CHLE mit anderen Subtypen des CLE sowie mit einem SLE wird in der Literatur beschrieben.

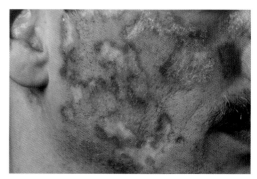

Abb. 7.4: DLE: diskoide Plaques mit zentralem Erythem, Hyperkeratosen, Vernarbung und hyperpigmentiertem Randsaum im Gesicht.

Der *Lupus erythematodes tumidus (LET)* ist eine seltene Variante des CLE, die sich aufgrund der sehr hohen Photosensitivität meistens in lichtexponierten Arealen manifestiert (6). Die charakteristischen Hautläsionen imponieren als sukkulente, Urtikaria-ähnliche, erythematöse Papeln oder Plaques ohne epidermale Beteiligung, die auch halbmondförmig oder anulär angeordnet sein können. Dieser Subtyp kann spontan abheilen und hinterlässt keine Residuen.

7.2. Aktivität der Hautmanifestationen

CLASI (Cutaneous Lupus Erythematosus Disease Area and Severity Index)

Zur Beurteilung der Effektivität einer Therapie bei Patienten mit CLE wurde kürzlich ein Punktwertesytem (CLASI) entwickelt, das sowohl die anatomische Region als auch die Morphe (Erythem, Schuppung, Dyspigmentierung, Vernarbung) der einzelnen Hautläsionen berücksichtigt (9). Weiterhin wird zwischen Aktivität ("activity") und Schädigung ("damage") der Erkrankung unterschieden, und Punktwerte von 0 bis max. 3 können den einzelnen Effloreszenzen zugeteilt werden. Die nicht-vernarbende, diffuse Alopezie (Punktwerte von 0 bis 3) und die vernarbende Alopezie (Punktwerte von 0 bis 6) werden separat bewertet. Inwieweit der CLASI in Zukunft helfen wird, klinische Befunde und Verläufe sowie therapeutische Effekte bei Patienten mit CLE im klinischen Alltag oder innerhalb von Studien einheitlich zu evaluieren, wird zur Zeit analysiert.

7.3. Histologie der Hautmanifestationen

Bei den meisten Subtypen des CLE zeigt die histologische Analyse von Hautbiopsien eine "Interface-Dermatitis" mit Veränderungen der dermoepidermalen Grenzzone, Vakuolisierung der Basalmembranzone, Verdickung der Basalmembran, junktionalen Lymphozyten und teils basalen, teils suprabasalen nekrotischen Keratinozyten (10). Begleitend können sich insbesondere beim DLE eine Orthohyperkeratose oder eine Atrophie manifestieren, eine Ausnahme bildet jedoch der LET, der in der Regel keine epidermalen Veränderungen aufweist. Zusätzlich sind für die Subtypen des CLE perivaskuläre und periadnexielle lymphozytäre Infiltrate und häufig ein interstitielles Ödem im Korium charakteristisch, das von interstitiellen Muzinablagerungen begleitet wird. Beim LEP imponiert hingegen eine lobuläre Pannikulitis mit dichten entzündlichen Infiltraten.

In der direkten Immunfluoreszenz können sich beim CLE bandförmige Ablagerungen von Immunglobulinen (meist IgG, aber auch IgM und IgA) sowie von Komplement (meist C3) entlang der dermoepidermalen Grenzzone zeigen, die jedoch abhängig von der Lokalisation der Biopsie und dem Subtyp des CLE in unterschiedlicher Häufigkeit positiv sind. Als "positiver Lupusbandtest" werden im engeren Sinne bandförmige Ablagerungen von IgG in unbefallener, lichtgeschützter Haut bezeichnet, die hinweisend auf einen SLE sein können (1).

7.4. Therapie der Hautmanifestationen

Kutane Manifestationen im Rahmen eines SLE erfordern ein multimodales therapeutisches Management, das unter Berücksichtigung der systemischen Krankheitsaktivität Konzepte zur Prävention und Behandlung von Hautläsionen beinhaltet und gleichzeitig versucht, dem Anspruch des Patienten auf eine kosmetische Optimierung des Hautbildes gerecht zu werden. Dabei kommen so-

wohl lokal wirksame als auch systemische Agenzien zum Einsatz.

7.4.1. Topische Therapie

▶ Prävention

In der Prophylaxe der Entstehung neuer Hautmanifestationen eines SLE ist ein konsequenter Lichtschutz, u.a. durch das Tragen von lichtundurchlässiger Kleidung, besonders wichtig. Eine Sonnenexposition sollte im Hochsommer insbesondere in den Mittagsstunden (von 11-15 Uhr) vermieden werden, auch ist von Urlaubsreisen in sonnenreiche Klimazonen abzuraten. Zusätzlich sollten Lichtschutzpräparate, die einem hochpotenten chemischen und/oder physikalischen UVA- und UVB-Lichtschutzfilter enthalten, empfohlen werden (11). Eine Applikation in ausreichender Menge auf sonnenexponierte Hautareale kann eine Induktion und Exazerbation kutaner Läsionen verhindern. Zur Induktion kutaner Läsionen eines SLE kann es auch durch Sonnenexposition hinter Glasscheiben kommen (z.B. bei längeren Autofahrten), da Fensterglas für UVA-Strahlung durchlässig ist.

▶ Kosmetische Behandlung

Abhängig von der Art der kutanen Manifestation eines SLE finden sich neben akuten Hautläsionen auch Residuen unterschiedlicher Ausprägung in Form von mutilierenden Narben, Atrophien und Dyspigmentierungen, die das psychische Wohlbefinden und Selbstwertgefühl der betroffenen Patienten deutlich beeinträchtigen können. Eine Schulung im Umgang mit der Applikation von Camouflage ermöglicht dem Patienten eine häufig zufriedenstellende Optimierung des Hautbildes.

▶ Topische Glukokortikoide

Bei den spezifischen kutanen Manifestationen eines SLE lassen sich gute Behandlungserfolge durch die topische Anwendung von Glukokortikoiden erzielen (11). Unter Beachtung des Nebenwirkungsprofils sollten diese allerdings zeitlich begrenzt und vorzugsweise intermittierend eingesetzt werden. Die Wahl der entsprechenden Wirkstoffklasse erfolgt in Abhängigkeit von der Lokalisation und Aktivität der Hautläsionen. Durch Okklusion mittels Folienverband kann die Wirkstärke der einzelnen Präparate gesteigert werden. Eine intraläsionale Injektion von Glukokortikoiden kann bei therapieresistenten DLE-Läsionen erwogen und in 4- bis 6-wöchigem Intervall wiederholt werden.

▶ Topische Immunmodulatoren

In Einzelfallberichten wird eine gute Wirksamkeit von topischen Immunmodulatoren wie Tacrolimus (Protopic®) und Pimecrolimus (Elidel®) bei Patienten mit Hautmanifestationen im Rahmen eines SLE, insbesondere im Gesicht, beschrieben (12). Aufgrund der fehlenden Zulassung für diese Indikation wird derzeit die Effektivität von Tacrolimus (Protopic®) in einer Multicenterstudie überprüft.

▶ Physikalische und chirurgische Therapie

Als mögliche zusätzliche Therapie von diskoiden Hautläsionen im Rahmen eines SLE können auch Laser- oder Kryotherapie sowie Dermabrasio zum Einsatz kommen. Aufgrund der potentiellen Möglichkeit einer Induktion spezifischer kutaner Läsionen durch chirurgische Manipulation ("Köbner-Phänomen"), sollten diese Optionen nur nach intensiver Abwägung des Nutzen-Risiko-Verhältnisses gegenüber anderen therapeutischen Möglichkeiten und unter systemischer Therapie mit z.B. Antimalariamitteln erfolgen (13).

7.4.2. Systemische Therapie

▶ Antimalariamittel

Antimalariamittel zählen zu den Medikamenten der 1. Wahl in der Therapie kutaner Manifestationen eines SLE und zeigen bei der Mehrheit der Patienten ein gutes Ansprechen, insbesondere bei ausgeprägten Hautveränderungen und bei Gelenkbeschwerden, die nicht ausreichend auf nichtsteroidale Antiphlogistika ansprechen (14). In Deutschland werden Hydroxychloroquinsulfat (Quensyl®) und Chloroquinphosphat (Resochin®) eingesetzt. Zur Vermeidung irreversibler Retinopathien richtet sich die Dosierung der Medikamente in der Langzeittherapie bei Erwachsenen und Kindern nach dem Idealkörpergewicht (IKG).

- Erwachsene:
  Hydroxychloroquin: $\leq 6{,}5$ mg/kg IKG/Tag;
  Chloroquin: $\leq 4{,}0$ mg/kg IKG/Tag

- Kinder:
  Hydroxychloroquin: $\leq 6{,}0$ mg/kg IKG/Tag für 4 Wochen, anschl. $\leq 5{,}0$ mg/kg IKG/Tag
  Chloroquin: $\leq 3{,}5$ mg/kg IKG/Tag

Aufgrund des verzögerten Wirkungseintritts wird eine optimale Wirksamkeit der Antimalariamittel erst nach 6-8 Wochen erzielt. Da die Wirksamkeit dieser Medikamente durch Nikotinkonsum herabgesetzt wird, sollte den Patienten empfohlen werden, das Rauchen aufzugeben (15). In seltenen Fällen ist die Einnahme von Antimalariamitteln mit unerwünschten Nebenwirkungen verbunden, die insbesondere gastrointestinale Beschwerden umfassen. Die Wahrscheinlichkeit des Auftretens einer Myopathie durch Antimalariamittel wurde bislang unterschätzt und liegt höher als erwartet. Daher ist neben den üblichen Routinekontrollen die Bestimmung der Muskelenzyme vor Therapiebeginn und im Verlauf zu empfehlen. Ein Glukose-6-Phosphat-Dehydrogenase-Mangel ist eine Kontraindikation und sollte daher ausgeschlossen werden. Augenärztliche Kontrolluntersuchungen sollten vor Beginn und während der Therapie bei längerfristiger Anwendung von Antimalariamitteln alle drei Monate (laut Fachinformation und Roter Liste) durchgeführt werden. Irreversible Retinopathien treten jedoch seltener auf, seit die maximale Tagesdosis eingehalten wird. Eine kombinierte Anwendung von Hydroxychloroquin und Chloroquin ist aufgrund der Potenzierung von Nebenwirkungen nicht indiziert. Bei unzureichender therapeutischer Effizienz kann zusätzlich Mepacrin (Synonym: Quinacrin) verabreicht werden, da es keine retinale Toxizität besitzt (14). Dieses Präparat ist in Deutschland nur als Importpräparat erhältlich und sollte in einer Dosierung von 100-200 mg eingesetzt werden. Unter einer Therapie mit Mepacrin tritt obligat eine dosisabhängige, reversible Gelbverfärbung der Haut- und Schleimhäute auf. Auch kann sich eine aplastische Anämie entwickeln, so dass regelmäßige Laborkontrollen erforderlich sind.

▶ Medikamente der 2. und 3. Wahl

Bei Patienten mit kutanen Manifestationen eines SLE und Unverträglichkeit bzw. Therapierefraktärität gegenüber Antimalariamitteln bestehen zusätzlich therapeutische Optionen, z.B. in der Anwendung von synthetischen Retinoiden (Vitamin-A-Säure-Derivate), Dapson, Methotrexat oder nach intensiver Abwägung des Nutzen-Risiko-Verhältnisses auch Thalidomid (16).

Einzelne Fallberichte dokumentieren die Wirksamkeit der **Retinoide Isotretinoin** und **Acitretin** bei verschiedenen Subtypen des CLE, insbesondere kommen sie aber beim SCLE zum Einsatz. Für Isotretinoin (Roaccutan® bzw. Generika) wird eine Dosis von 1,0 mg/kg KG/Tag und für Acitretin (Neotigason®) eine Dosis von 0,2-1,0 mg/kg KG/Tag in den Richtlinien der American Academy of Dermatology aufgeführt (Etretinat wurde in den letzten Jahren durch Acitretin ersetzt). Nahezu obligat ist das Auftreten einer Trockenheit von Haut und Schleimhäuten, weitere mögliche Nebenwirkungen sind gastrointestinale Beschwerden, Leber- und Blutfettwerterhöhungen, Störungen des Knochenstoffwechsels sowie Muskel- und Gelenkschmerzen (17). Alle Retinoide sind in höheren Dosen teratogen, so dass eine sichere und wirksame Kontrazeption auch noch nach Therapieende erforderlich ist (Isotretinoin: 1 Monat; Acitretin: 2 Jahre).

Das Sulfon **Dapson** (Diamino-diphenyl-sulfon, DADPS) wird bei Patienten mit CLE in einer Dosierung von 50-200 mg/Tag und aufgrund einer möglichen dosisabhängigen Hämolyse bzw. Bildung von Methämoglobin zusammen mit Vitamin C, Vitamin E oder Cimetidin verabreicht (17). Weitere Nebenwirkungen sind Kopfschmerzen, Schlafstörungen und selten periphere Neuropathien; sehr selten kommt es zum Auftreten eines Hypersensitivitätssyndroms (Synonym: "Dapson-Syndrom") mit Fieber, Exanthem, Lymphknotenschwellungen, Hepatitis, Ikterus und Eosinophilie. Prätherapeutisch sollte ein Glukose-6-phosphat-Dehydrogenase-Mangel ausgeschlossen werden, während der Therapie mit Dapson sollte eine regelmäßige Kontrolle von Blutbild, Leber-, Nierenwerten, Methämoglobin und LDH erfolgen.

Der Einsatz von **Methotrexat** (MTX) bietet sich insbesondere zur Behandlung therapierefraktärer Manifestationen im Rahmen eines SCLE an (18). Als Nebenwirkungen sind insbesondere die Hepatotoxizität sowie die knochenmarktoxische Potenz von MTX zu beachten, die regelmäßige Laborkontrollen und eine Sonographie der Leber erfordern. Bei langfristiger Anwendung von MTX kann sich eine Leberfibrose/-zirrhose entwickeln. Gastrointestinale Beschwerden können durch eine therapiebegleitende niedrig dosierte Folsäure-Substitution (5 mg, nicht am Tag der MTX-Gabe) gemildert werden. Gelegentlich findet sich dennoch das Bild einer Mukositis, sehr selten kann als Hypersensitivitätsreaktion eine MTX-Pneumonitis auftreten. Die Gabe von Methotrexat ist bei Einschränkung der Nierenfunktion kontraindiziert. Die Dosierung erfolgt üblicherweise mit 10-30 mg 1x/Woche. Eine parenterale Gabe (vorzugsweise subkutan durch den Patienten selbst) ist prinzipiell gegenüber einer oralen Applikation mit hohem first-pass-Mechanismus und dadurch bedingter interindividueller Resorptionsvariabilität vorzuziehen.

Eine der effektivsten Therapieoptionen insbesondere zur Behandlung des DLE ist **Thalidomid** (Contergan®), das aber aufgrund der bekannten teratogenen Nebenwirkungen und der hohen Inzidenz irreversibler peripherer Neuropathien keinen weit verbreiteten Einsatz findet. In früheren Studien zeigte dieses Medikament unter teilweise sehr hoher Dosierung (> 200 mg/Tag) einen sehr guten Erfolg bei therapierefraktärem DLE. Aber auch bei niedriger Dosierung von 50-100 mg/Tag kommt es zum Auftreten der neurologischen Nebenwirkungen, so dass Thalidomid nur nach sorgfältiger Abwägung des Nutzen-Risiko-Verhältnisses in Einzelfällen für einen sehr kurzen Zeitraum empfohlen werden kann (19). Neben hochwirksamen kontrazeptiven Maßnahmen sind therapiebegleitende neurologische Kontrollen (inkl. EMG, Messung der Nervenleitgeschwindigkeit) zwingend erforderlich.

In Hinsicht auf den Einsatz weiterer systemisch verabreichter Medikamente, deren Effektivität in der Behandlung kutaner Manifestationen im Rahmen eines SLE in Einzelfallberichten beschrieben wird, verweisen wir auf die entsprechenden Kapitel dieses Buches und aktuelle Übersichtsartikel (16, 20).

7.5. Literatur

1. Costner MI, Sontheimer RD, Provost TT. Lupus erythematosus. In: Sontheimer RD, Provost TT (eds). Cutaneous Manifestations of Rheumatic Diseases. Philadelphia: Williams & Wilkins 2003;15-64.

2. Provost TT. Nonspecific cutaneous manifestations of systemic lupus erythematosus. In: Kuhn A, Lehmann P, Ruzicka T (Hrsg). Cutaneous lupus erythematosus. Springer, Heidelberg, 2004;93-106.

3. Kuhn A, Ruzicka T. Classification of cutaneous lupus erythematosus. In: Kuhn A, Lehmann P, Ruzicka T (Hrsg.). Cutaneous Lupus Erythematosus. Springer, Heidelberg, 2004;53-8.

4. Kuhn A, Gensch K, Ständer S, Bonsmann G. Kutaner Lupus erythematodes: Klinik und Klassifikation: Teil 1. Hautarzt 2006;57:251-68.

5. Sontheimer RD. Subacute cutaneous lupus erythematosus: 25-year evolution of a prototypic subset (subphenotype) of lupus erythematosus defined by characteristic cutaneous, pathological, immunological, and genetic findings. Autoimmun Rev 2005;4:253-63.

6. Kuhn A, Richter-Hintz D, Osliso C, Ruzicka T, Megahed M, Lehmann P. Lupus erythematosus tumidus – a neglected subset of cutaneous lupus erythematosus: report of 40 cases. Arch Dermatol 2000;136:1033-41.

7. Albrecht J, Berlin JA, Braverman IM, Callen JP, Conolly MK, Costner MI, Dutz J, Fivenson D, Franks AG, Jorizzo JL, Lee LA, McCauliffe DP, Sontheimer RD, Werth VP. Dermatology position paper on the revision of the 1982 ACR criteria for systemic lupus erythematosus. Lupus 2004;13:839-49.

8. Ting W, Stone MS, Racila D, Scofield RH, Sontheimer RD. Toxic epidermal necrolysis-like acute cutaneous lupus erythematosus and the spectrum of the acute syndrome of apoptotic pan-epidermolysis (ASAP): A case report, concept review and proposal for new classification of lupus erythematosus vesiculobullous skin lesions. Lupus 2004;13:941-50.

9. Albrecht J, Taylor L, Berlin JA, Dulay S, Ang G, Fakharzadeh S et al. The CLASI (Cutaneous Lupus Erythematosus Disease Area and Severity Index): an outcome instrument for cutaneous lupus erythematosus. J Invest Dermatol 2005;125:889-94.

10. David-Bajar KM, Davis BM. Pathology, immunopathology, and immunohistochemistry in cutaneous lupus erythematosus. Lupus 1997;6:145-57.

11. Lehmann P. Topical treatment of cutaneous lupus erythematosus. In: Kuhn A, Lehmann P, Ruzicka T (Hrsg.). Cutaneous Lupus Erythematosus. Springer, Heidelberg, 2004;337-46.

12. Böhm M, Gaubitz M, Luger TA, Metze D, Bonsmann G. Topical tacrolimus as a therapeutic adjunct in patients with cutaneous lupus erythematosus. A report of three cases. Dermatology 2003;207:381-5.

13. Kuhn A, Becker-Wegerich PM, Ruzicka T, Lehmann P. Successful treatment of discoid lupus erythematosus with argon laser. Dermatology 2000;201:175-7.

14. Ochsendorf FR. Antimalarials. In: Kuhn A, Lehmann P, Ruzicka T (Hrsg.). Cutaneous Lupus erythematosus. Heidelberg, Springer 2004;347-72.

15. Jewell ML, Mc Cauliffe DP. Patients with cutaneous lupus erythematosus who smoke are less responsive to antimalarial treatment. J Am Acad Dermatol 2000;42:937-83.

16. Kuhn A, Gensch K, Ständer S, Bonsmann G. Kutaner Lupus erythematodes: Diagnostik und Therapie: Teil 2. Hautarzt 2006;57:345-60.

17. Bacman D, Kuhn A, Ruzicka T. Dapsone and retinoids. In: Kuhn A, Lehmann P, Ruzicka T (Hrsg.). Cutaneous lupus erythematosus. Heidelberg; Springer 2004; 373-90.

18. Wenzel J, Brahler S, Bauer R, Bieber T, Tuting T. Efficacy and safety of methotrexate in recalcitrant cutaneous lupus erythematosus: results of a retrospective study in 43 patients. Br J Dermatol 2005;153:157-62.

19. Cuadrado MJ, Karim Y, Sanna G, Smith E, Khamashta MA, Hughes GR. Thalidomide for the treatment of resistant cutaneous lupus: efficacy and safety of different therapeutic regimens. Am J Med 2005;118:246-50.

20. Callen JP. Cutaneous lupus erythematosus: a personal approach to management. Australas J Dermatol 2006;47:13-27.

Danksagung

Die Abbildungen wurden freundlicherweise vom Fotolabor der Hautklinik des Universitätsklinikums Münster (mit Dank an Frau J. Bückmann, Herrn P. Wissel und Herrn Prof. Dr. T. A. Luger) überlassen. Diese Arbeit wurde durch ein Heisenberg-Stipendium von der Deutschen Forschungsgemeinschaft (DFG) an A. K. (KU 1559/1-1) unterstützt.

Antikoagulation und Thrombozytenaggregationshemmung

8. Antikoagulation und Thrombozytenaggregationshemmung

Patienten mit SLE haben ein erhöhtes Risiko für venöse Thromboembolien (VTE) und kardiovaskuläre Erkrankungen. Gerinnungshemmende Medikamente sind daher ein oft lebenswichtiger Teil der Therapie von Patienten mit SLE. Insbesondere sind sie in zwei Indikationen von ganz wesentlicher Bedeutung: Zur Therapie und Prophylaxe bei Patienten mit Antiphospholipid-Syndrom und zur Prophylaxe von tiefen Venenthrombosen bei Patienten mit nephrotischem Syndrom.

8.1. Antiphospholipid-Syndrom

Das Antiphospholipid-Syndrom (APS), oder auch Antiphospholipid-Antikörper-Syndrom (APLAS) genannt, ist gekennzeichnet durch das Auftreten von (arteriellen oder venösen) Thrombosen, und/oder Aborten und den Nachweis von Antikörpern (Ak) gegen Phospholipide oder bestimmte Plasmaproteine, die häufig an anionische Phospholipide gebunden sind.

Diese Antikörper können direkt im Serum nachgewiesen werden (Ak gegen das Phospholipid Cardiolipin oder gegen beta-2-Glycoprotein I) oder indirekt über ihren Effekt auf Phospholipid-abhängige Gerinnungsfaktoren (Lupus-Antikoagulans, LAK).

Das APS kann als primäres APS (in ca. 53 % der Patienten) oder als sekundäres APS, im Rahmen anderer Autoimmunerkrankungen, vor allem des SLE (ca. 36 % der Patienten), auftreten (1).

8.1.1. Klinische Manifestation

Die häufigsten klinischen Manifestationen sind in Tab. 8.1 aufgeführt (1).

Weitere klinische Manifestationen umfassen Migräne, Raynaud-Symptomatik, renale Beteiligung, pulmonale Hypertension, kutane Ulzera, Endokarditis und Nebenniereninsuffizienz durch hämorrhagische Infarkte. Selten manifestiert sich das APS als "catastrophic antiphospholipid syndrome", das über eine generalisierte Gerinnungsaktivierung zu multiplen Gefäßverschlüssen und Multiorganversagen führt und in ca. 50 % der Patienten letal verläuft (2).

Tiefe Venenthrombose	32 %
Ischämischer Insult	13 %
Thrombophlebitis	9 %
Pulmonalembolie	9 %
TIA	7 %
Thrombopenie (mild)	22 %
Livedo reticularis	20 %
Abortus	8 %
Hämolytische Anämie	7 %

Tab. 8.1: Klinische Manifestationen des APS.

8.1.2. Diagnostische Kriterien

Ein gesichertes APS besteht, wenn zumindest eines der klinischen Kriterien (Thrombose, Abortus, Frühgeburt wegen Plazentainsuffizienz oder (Prä-) Eklampsie) sowie zweimal im Abstand von zumindest 12 Wochen ein Laborkriterium (Tab. 8.2) erfüllt sind (3).

Klinische Kriterien	Laborkriterien 2x, 12 Wochen Abstand
• Venöse oder arterielle Thrombose • 3 oder mehr Aborte vor 10. SSW • 1 oder mehr Aborte nach 10. SSW • Frühgeburt vor der 34.SSW bei Ausschluss anatomischer, hormoneller oder chromosomaler Ursachen	• Anti-Cardiolipin-IgG oder IgM (> 40 U) • Anti-Beta-2-Glykoprotein-I • Positives Lupus-Antikoagulans

Tab. 8.2: Diagnosekriterien APS (zumindest 1 klinisches + 1 Laborkriterium).

Laborkriterien: Der Nachweis von anti-Phospholipid-Ak (APA) in zwei oder mehreren Untersuchungen in zumindest 12-wöchigem Abstand und nicht mehr als 5 Jahre vor den ersten klinischen Manifestationen durch den Nachweis von:

1. mittlerer bis hoher Titer von IgG und/oder IgM anti-Cardiolipin (aCL) Ak (>40 U GPL oder MPL); oder

2. IgG oder IgM anti-beta-2-Glycoprotein I Ak; oder

3. positiver Lupus Antikoagulans (LAK)-Test.

Patienten mit APA können weiterhin einen falsch positiven Syphilis-Test aufweisen, wobei es sich hierbei um eine Reaktion gegen die Testreagenzien Cardiolipin, Cephaline und Cholesterol, und nicht gegen Treponema-Antigene handelt.

Der alleinige Nachweis von APA oder eines LAK führt daher noch nicht zur Diagnose eines APS, zudem aCL Ak auch in bis zu 9 % der gesunden Bevölkerung gefunden werden können. Gleichfalls können auch ca. 1-8 % gesunder Personen einen positiven LAK-Nachweis aufweisen. Des weiteren können APA auch im Rahmen von Infektionen (bakteriell, viral, parasitär), malignen Erkrankungen, hämatologischen Erkrankungen oder durch verschiedene Medikamente erhöht sein (4). Die klinische Bedeutung von erhöhten APA in diesem Zusammenhang ist weitgehend ungeklärt.

8.1.3. Prophylaxe und Therapie bei APA und APS

■ PatentInnen mit APA ohne vorangegangenes thrombotisches Ereignis

Hinsichtlich der Effizienz einer prophylaktischen Therapie von Patienten mit einem positiven APA-Nachweis, aber ohne vorangegangenes thrombotisches Ereignis, existieren nur wenige gesicherte Daten. So konnte bisher keine signifikante Reduktion der Thromboserate für eine Therapie mit niedrig dosiertem Aspirin festgestellt werden (5).

Daher kann für asymptomatische Patienten eine prophylaktische Therapie derzeit nicht evidenzbasiert empfohlen werden.

■ Antithrombotische Therapie bei gesichertem APS

▶ Venöse Thrombosen

Die Behandlung der Akutsituation von Patienten mit der Erstmanifestation einer venösen Thrombose besteht in der Gabe von unfraktioniertem oder von niedermolekularem Heparin (low molecular weight heparin; LMWH) über zumindest 5 Tage, überlappend mit der Einleitung einer oralen Antikoagulationstherapie mit Vitamin K-Antago-

nisten-Präparaten (von diesen wird in den USA derzeit vor allem Warfarin eingesetzt, in Europa hingegen Phenylprocoumon; Marcoumar®). An Hand der derzeitigen Datenlage kann eine leichte bis mittlere Intensität der oralen Antikoagulationstherapie, entsprechend einer International Normalized Ratio (INR) von 2,0-3,0 empfohlen werden. In zwei randomisierten Studien zeigte sich eine hochdosierte Warfarin-Therapie (INR > 3,0) als nicht signifikant überlegen hinsichtlich der Prävention von Thrombosen, bei aber gleichzeitig erhöhtem Blutungsrisiko (6, 7).

Hinsichtlich der optimalen Dauer der Antikoagulation gibt es derzeit unterschiedliche Meinungen. Das Risiko einer neuerlichen Thrombose scheint jedoch in jedem Fall innerhalb der ersten 6 Monate nach Beendigung der Therapie am höchsten zu sein, wobei unbekannt ist, ob die Dauer der vorausgegangenen Therapie Einfluss auf dieses Risiko hat. In retrospektiven Studien wird die Wiederholungsrate von Thrombosen mit bis zu 69 % angegeben (8). Daraus ergibt sich die derzeitige Empfehlung, Patienten mit gesichertem APS zeitlich unbegrenzt zu antikoagulieren, in jedem Fall aber zumindest für die Dauer von 6 Monaten.

Die endgültige Therapieentscheidung kann auch durch die Art der APA beeinflusst werden. Der Nachweis eines LAK-Tests ist mit einem höheren Thromboserisiko assoziiert als der Nachweis von aCL-Ak. Weiterhin stellen erhöhte anti-beta-2-Glycoprotein IgG-Werte innerhalb LAK-positiver Patienten einen zusätzlichen Risikofaktor dar (9). Innerhalb der aCL-Ak sind IgG-aCL-Ak (und hier vor allem IgG2-Isotypen) mit einem höheren Risiko vergesellschaftet als andere Immunglobulin-Isotypen (10). Es ist jedoch unbekannt, ob eine Antikoagulationstherapie bei Patienten abgesetzt werden kann, die unter Therapie einen negativen LAK-Nachweis oder einen niedrigen aPL-Ak Titer entwickeln.

▶ Arterielle Thrombosen

Arterielle Thrombosen manifestieren sich am häufigsten als ischämischer Insult oder transiente ischämische Attacke (TIA). Die optimale Therapieform bei diesen Patienten ist nach wie vor unklar. In der 2004 durchgeführten Antiphospholipid Antibodies and Stroke Study (APASS) zeigte sich kein Unterschied hinsichtlich des Risikos eines thrombotischen Ereignisses im Vergleich einer

Therapie mit Warfarin (mittlere Dosis) vs. Aspirin (325 mg tgl.) (11). Darüber hinaus ergab sich weder für das Vorhandensein eines LAK noch eines APA-Nachweises eine prädiktive Aussage. Daraus resultierte die Schlussfolgerung, dass APA bei Insultpatienten nicht bestimmt werden sollten. Anzumerken bleibt aber, dass APA-positive Patienten in dieser Studie nicht wiederholt getestet wurden und es daher unklar ist, wie viele der Patienten die genauen APS-Kriterien erfüllten. Der Anteil von Patienten mit APA war jedenfalls sehr hoch (41 %) und es ist bekannt, dass bei Insultpatienten transiente APA auftreten können. Weiterhin wurden vor allem ältere Patienten mit teilweise zusätzlichen Risikofaktoren für einen Insult eingeschlossen. Es ist daher unklar, ob junge Patienten, deren einziger Risikofaktor ein positiver APA-Nachweis darstellt, ein ähnliches Therapieansprechen zeigen. Bei einem gesicherten APS wird jedoch die Antikoagulation mit Vitamin K-Antagonisten mit einer INR 2,0-3,0 empfohlen.

▶ Hämatologische Manifestationen

Patienten mit APA und einer milden Thrombozytopenie benötigen normalerweise keine Therapie. Die optimale Therapie von Patienten mit einer ausgeprägten Thrombozytopenie und erhöhtem Blutungsrisiko ist dagegen ungewiss. Mögliche Therapieansätze stellen hier die Behandlung mit Kortikosteroiden oder intravenösen Immunglobulinen, aber auch anderen immunsuppressiven Substanzen (z.B. Cyclophosphamid) und neuerdings auch der anti-CD20 Ak Rituximab dar. Thrombopoetin-Rezeptor-Antagonisten sind in klinischer Erprobung und könnten auch bei Thrombozytopenien im Rahmen eines APS von Bedeutung sein.

▶ Catastrophic APS

Empfehlungen hinsichtlich der Therapie basieren vorwiegend auf einer unkontrollierten Studie von 50 Patienten (12). Dazu gehören

1. die Therapie einer möglichen auslösenden Ursache (z.B. Infektionen);

2. eine Antikoagulation mit Heparin in der Akutsituation, gefolgt von Vitamin K-Antagonisten (INR 2.0.-3.0);

3. hochdosierte Glukokortikoide (z.B. Methylprednisolon 1 g i.v. für 3 Tage), gefolgt von einer oralen Therapie mit 1-2 mg/kg Körpergewicht (KG);

4. Plasmapherese oder i.v. Immunglobuline (z.B. 400 mg/kg KG tgl. über 5 Tage bei Zeichen einer Mikroangiopathie);

5. Cyclophosphamid bei aktivem SLE und APS sowie

6. mögliche experimentelle Therapieansätze wie z.B. Fibinolytika, Prostacyclin, anti-Zytokin-Antikörper, Immunadsorption oder anti-B Zell Antikörper (Rituximab).

■ **Antithrombotische Therapie in der Schwangerschaft**

▶ Patienten mit APA oder LAK

In über 50 % der Patienten mit dem Nachweis von APA verläuft eine Schwangerschaft erfolgreich. Eine höhere Komplikationsrate besteht hingegen bei Patienten mit einem positiven LAK. Daher kann für Patienten mit APA oder LAK, aber ohne erfüllte APS-Kriterien, derzeit eine Therapie mit niedrig dosiertem Aspirin während des zweiten und dritten Trimesters in Erwägung gezogen werden. Anzumerken bleibt jedoch, dass entsprechende Studiendaten derzeit nicht vorhanden sind.

▶ Patienten mit APS ohne vorangegangene Thrombosen

Die optimale Therapie von schwangeren Patienten mit APA und 1 oder mehr Aborten nach der 10. SSW ohne bisherige Thrombosen wird nach wie vor kontrovers betrachtet. Eine Metaanalyse von 13 randomisierten und quasi-randomisierten Studien (13) ergab, dass eine Kombination von unfraktioniertem Heparin (5000 IE s.c. 2xtgl.) und Aspirin (75-81 mg tgl.) im Vergleich zur alleinigen Gabe von Aspirin das Fehlgeburtsrisiko signifikant reduziert.

Derzeit empfiehlt sich die Behandlung von Frauen mit APA und 2 oder mehr Frühaborten oder 1 oder mehr Spätaborten mit einer Kombination von Heparin (5000 IE s.c. 2xtgl. unfraktioniert oder LMWH in einer prophylaktischen Dosierung) und Aspirin 50-100 mg tgl. Vorteile von LMWH gegenüber unfraktioniertem Heparin sind das geringere Auftreten von Hämorrhagien, Thrombozytopenien und Osteoporose. Die Verwendung von LMWH hingegen beinhaltet ein erhöhtes Risiko für das Auftreten von epiduralen Hämorrhagien im Rahmen einer Regionalanästhesie. Es sollte daher ein Abstand von mindestens 12 Stunden zwischen der letzten Gabe von LMWH und einer Regionalanästhesie eingehalten werden.

▶ **Patienten mit APS und vorangegangenen Thrombosen**

Patienten mit einem positiven APA-Nachweis und vorangegangenen venösen oder arteriellen Thrombosen haben ein hohes Risiko für das Auftreten von Rezidiv-Thrombosen und stehen daher normalerweise unter Therapie mit einem Vitamin K-Antagonisten, einem bekannten Teratogen. Die optimale Vorgehensweise im Falle eines Kinderwunsches ist nach wie vor umstritten und Vorteile und Risiken einer Therapie während einer Schwangerschaft müssen daher mit der Patientin vorab ausführlich diskutiert werden.

Prinzipiell in Frage kommt die Gabe von niedrig dosiertem Aspirin zusammen mit der Umstellung von Vitamin K-Antagonisten auf Heparin oder LMWH vor der Empfängnis und die Fortsetzung der Therapie während der Schwangerschaft. Dieses Therapieregime beinhaltet wahrscheinlich das geringste teratogene Risiko für den Fetus, ist aber mit einer möglicherweise höheren Nebenwirkungsrate für die Mutter verbunden (z.B. Osteoporose).

Alternativ dazu kann die Umstellung von Vitamin K-Antagonisten auf Heparin oder LMWH bis zur 6. SSW erfolgen, um das Auftreten von Vitamin K-Antagonisten-assoziierten Embryopathien zu verhindern. Über die Dosis von LMWH gibt es keine verbindlichen Richtlinien. Dosen zwischen der so genannten prophylaktischen Hochrisikodosierung und therapeutischer Dosis werden diskutiert.

8.2. Antikoagulation bei Nephrotischem Syndrom

Patienten mit nephrotischem Syndrom (Proteinurie > 3 g/24 h, Serum-Albumin < 3,0 g/dl, periphere Ödeme) haben ein erhöhtes Risiko für das Auftreten von arteriellen und venösen Thrombosen, vor allem von tiefen Beinvenenthrombosen (TVT) und Nierenvenenthrombosen (NVT). NVT finden sich bei bis zu 60 % der Patienten, am häufigsten bei membranösen Nephropathien, weniger häufig bei renaler Amyloidose und diabetischer Nephropathie (14).

Die Pathomechanismen der Hyperkoagulabilität bei nephrotischem Syndrom sind nicht komplett geklärt. Neben einem Verlust von Antithrombin werden Immunkomplexe angeschuldigt, weil Thrombosen gehäuft bei Immunkomplexnephritiden beobachtet werden.

Aufgrund der spärlichen Datenlage kann derzeit eine prophylaktische Therapie bei asymptomatischen Patienten mit nephrotischem Syndrom nicht allgemein befürwortet werden.

Ausgenommen sind Patienten mit einer membranösen Nephropathie, einer Proteinurie > 3 g/24 h und einem Serum-Albumin < 2,0 g/dl. Diese stellen die höchste Risikogruppe dar und sollten bei gleichzeitigem Vorhandensein eines zusätzlichen Risikofaktors (längere Immobilisation, massive Diurese, kardiale Insuffizienz) prophylaktisch mit Vitamin K-Antagonisten behandelt werden.

Weiterhin sollten asymptomatische Patienten, bei denen im Rahmen von Routineuntersuchungen eine NVT festgestellt wird, eine Therapie mit Vitamin K-Antagonisten erhalten.

Die Therapie von Patienten mit einem nachgewiesenen thrombotischen Ereignis (NVT, TVT, Pulmonalembolie oder Insult) besteht üblicherweise in der Gabe von Heparin (oder LMWH), gefolgt von Vitamin K-Antagonisten. Hinsichtlich der Therapiedauer empfiehlt sich die Behandlung mit Vitamin K-Antagonisten, solange das nephrotische Syndrom besteht, mindestens jedoch für 6-12 Monate, wobei eine Ziel INR von 2,0-3,0 anzustreben ist.

8.3. Thrombozytenaggregationshemmung zur Prophylaxe vaskulärer Ereignisse

Bis zu 45 % der SLE-Patienten entwickeln im Laufe ihrer Erkrankung eine symptomatische koronare Herzkrankheit (15). Die Ursache dafür ist in den meisten Fällen eine beschleunigte Arteriosklerose, wohingegen Thrombosen der Koronararterien oder koronare Vaskulitis eher Ausnahmen darstellen. Neben den traditionellen Risikofaktoren wie Hypercholesterinämie, Hypertonie, Nikotinabusus, Übergewicht und Diabetes stellen erhöhte Plasma-Homozystein-Spiegel, chronische Nephritis, Komplementverbrauch, anti-dsDNA-Ak und aCL-Ak sowie eine Therapie mit Glukokortikoiden zusätzliche Risikofaktoren bei SLE-Patienten dar.

Von therapeutischer Seite empfehlen sich daher allgemeine Maßnahmen wie Nikotinkarenz, das Anstreben eines body mass index von $< 25 \text{ kg/m}^2$ und eine ausreichende körperliche Betätigung. Darüber hinaus erfordert eine vorhandene Hypertonie eine aggressive Therapie, ähnlich wie bei Diabetikern oder chronisch Nierenerkrankten, mit einem Ziel-Blutdruckwert von $< 130/80$ mmHg. Zusätzlich ist eine Therapie mit Aspirin (50-100 mg tgl.) sinnvoll.

Zusammenfassend ist der optimale Einsatz von Antikoagulantien und Thrombozytenaggregationshemmern bei Patienten mit SLE derzeit zumindest zum Teil noch immer Gegenstand der aktuellen Forschung. Die Therapieeinstellung sollte daher immer unter Berücksichtigung der individuellen Patientensituation und in komplizierten Fällen nach Möglichkeit interdisziplinär erfolgen.

8.4. Literatur

1. Cervera R, Piette JC, Font J, Khamashta MA, Shoenfeld Y, Camps MT, et al. Antiphospholipid syndrome: clinical and immunologic manifestations and patterns of disease expression in a cohort of 1,000 patients. Arthritis Rheum 2002;46(4):1019-27.

2. Asherson RA, Cervera R, Piette JC, Shoenfeld Y, Espinosa G, Petri MA, et al. Catastrophic antiphospholipid syndrome: clues to the pathogenesis from a series of 80 patients. Medicine (Baltimore) 2001;80(6):355-77.

3. Miyakis S, Lockshin MD, Atsumi T, Branch DW, Brey RL, Cervera R, et al. International consensus statement on an update of the classification criteria for definite antiphospholipid syndrome (APS). J Thromb Haemost 2006;4(2):295-306.

4. Cervera R, Asherson RA. Clinical and epidemiological aspects in the antiphospholipid syndrome. Immunobiology 2003;207(1):5-11.

5. Ginsburg KS, Liang MH, Newcomer L, Goldhaber SZ, Schur PH, Hennekens CH, et al. Anticardiolipin antibodies and the risk for ischemic stroke and venous thrombosis. Ann Intern Med 1992;117(12):997-1002.

6. Crowther MA, Ginsberg JS, Julian J, Denburg J, Hirsh J, Douketis J, et al. A comparison of two intensities of warfarin for the prevention of recurrent thrombosis in patients with the antiphospholipid antibody syndrome. N Engl J Med 2003;349(12):1133-8.

7. Finazzi G, Marchioli R, Brancaccio V, Schinco P, Wisloff F, Musial J, et al. A randomized clinical trial of high-intensity warfarin vs. conventional antithrombotic the-

rapy for the prevention of recurrent thrombosis in patients with the antiphospholipid syndrome (WAPS). J Thromb Haemost 2005;3(5):848-53.

8. Khamashta MA, Cuadrado MJ, Mujic F, Taub NA, Hunt BJ, Hughes GR. The management of thrombosis in the antiphospholipid-antibody syndrome. N Engl J Med 1995;332(15):993-7.

9. Zoghlami-Rintelen C, Vormittag R, Sailer T, Lehr S, Quehenberger P, Rumpold H, et al. The presence of IgG antibodies against beta2-glycoprotein I predicts the risk of thrombosis in patients with the lupus anticoagulant. J Thromb Haemost 2005;3(6):1160-5.

10. Sammaritano LR, Ng S, Sobel R, Lo SK, Simantov R, Furie R, et al. Anticardiolipin IgG subclasses: association of IgG2 with arterial and/or venous thrombosis. Arthritis Rheum 1997;40(11):1998-2006.

11. Levine SR, Brey RL, Tilley BC, Thompson JL, Sacco RL, Sciacca RR, et al. Antiphospholipid antibodies and subsequent thrombo-occlusive events in patients with ischemic stroke. Jama 2004;291(5):576-84.

12. Asherson RA, Cervera R, Piette JC, Font J, Lie JT, Burcoglu A, et al. Catastrophic antiphospholipid syndrome. Clinical and laboratory features of 50 patients. Medicine (Baltimore) 1998;77(3):195-207.

13. Empson M, Lassere M, Craig J, Scott J. Prevention of recurrent miscarriage for women with antiphospholipid antibody or lupus anticoagulant. Cochrane Database Syst Rev 2005(2):CD002859.

14. Singhal R, Brimble KS. Thromboembolic complications in the nephrotic syndrome: Pathophysiology and clinical management. Thromb Res 2006;118(3):397-407.

15. Hahn BH. Systemic lupus erythematosus and accelerated atherosclerosis. N Engl J Med 2003;349(25):2379-80.

Antikonzeption, Kinderwunsch und Schwangerschaft

9. Antikonzeption, Kinderwunsch und Schwangerschaft

Der SLE betrifft ganz überwiegend Frauen im jüngeren Lebensalter, die ihre Familienplanung oft noch nicht abgeschlossen haben. Hier gibt es durchaus erfreuliche Nachrichten. Die eine positive Nachricht ist, dass die meisten Betroffenen eine erfolgreiche Schwangerschaft haben können und die überwiegende Zahl der Kinder gesund zur Welt kommt. Die pessimistische Einschätzung aus Sorge vor einer Exazerbation in einer Schwangerschaft gehört der Vergangenheit an. Die andere gute Nachricht ist, dass viele Patientinnen heute durchaus hormonelle Verhütungsmaßnahmen verwenden können. Das befürchtete Risiko von SLE-Schüben hat sich in kontrollierten Studien nicht bewahrheitet.

Dennoch entstehen in der Praxis Situationen und Fragestellungen, die oft nicht evidenzgesichert durch entsprechende Studien beantwortet werden können. Ganz wichtig ist die Planung einer Schwangerschaft mit den betroffenen Frauen, die dazu dient, das Gesamtrisiko, eine Therapienotwendigkeit und die Prognose sowohl für Mutter als auch Kind einzuschätzen.

9.1. Fertilität

Die Fertilität ist im allgemeinen nicht eingeschränkt. Auch Antiphospholipid-Antikörper (☞ unten) sind nicht mit Infertilität assoziiert. Allerdings kann es in Phasen hoher Krankheitsaktivität zu einem sekundären Ausbleiben der Menstruation kommen. Außerdem kann z.B. eine Cyclophosphamid-Therapie (insbesondere in Abhängigkeit von der kumulativen Dosis) zu einer vorzeitigen ovariellen Insuffizienz führen. Bei den davon nicht betroffenen Frauen sind nach Abschluss einer Cyclophosphamid-Therapie aber erfolgreiche Schwangerschaften mit Geburten gesunder Kinder möglich.

9.2. Verhütung bei SLE

Vielen SLE-Patientinnen wird zu einer sicheren Verhütung geraten, vor allem, wenn sie aufgrund einer aktiven Erkrankung und/oder der Einnahme bestimmter immunsuppressiver Therapien nicht schwanger werden sollen. Bei der Auswahl einer geeigneten Verhütungsmethode sollten die Aktivität der Grunderkrankung, bestehende Organbeteiligungen und Komorbiditäten wie eine arterielle Hypertonie berücksichtigt werden. Zudem muss bedacht werden, dass insbesondere bei SLE-Patientinnen mit Antiphospholipidantikörpern eine erhöhte Thromboseneigung besteht. Unter manchen immunsuppressiven Medikamenten besteht zudem eine erhöhte Infektanfälligkeit.

Prinzipiell unterscheidet man "natürliche Verhütungsmethoden" von sog. "Barriere-Methoden" (mechanisch bzw. chemisch verstärkte Barriere, die das Vordringen der Spermien zur befruchtungsfähigen Eizelle verhindert), der Spirale (die mechanisch die Einnistung der befruchteten Eizelle in die Gebärmutterwand verhindert), und "chemischen Verhütungsmethoden", vor allem der Antibabypille. Die Methoden unterscheiden sich in Sicherheit ("Pearl-Index": Schwangerschaften, die pro Jahr unter der Verhütungsmethode auftreten, d.h. je höher der Pearl-Index ist, desto unsicherer ist die Methode), Anwendungskomfort, unerwünschten Wirkungen und Kosten.

Anfang der 90er Jahre untersuchte eine skandinavische Arbeitsgruppe die bei SLE-Patientinnen angewendeten Verhütungsmethoden. SLE-Patientinnen im Alter zwischen 18 und 44 Jahren verwenden demnach im Vergleich zu gesunden Frauen des gleichen Alters deutlich seltener eine regelmäßige Verhütungsmethode (59 % vs 77 %). Sexuell aktive Frauen mit SLE benutzen signifikant häufiger Barriere-Methoden und die "natürliche Familienplanung" und weniger häufig die Spirale. Unter der Spirale traten in dieser Untersuchung bei SLE-Frauen nicht mehr Blutungen oder Infektionen auf. Unter der "Pille" hatten SLE-Patientinnen etwa doppelt so häufig Thrombosen, vor allem Frauen mit Antiphospholipid-AK (1).

▶ Hormonelle Verhütung

Bis vor kurzem wurde SLE-Patientinnen oft von der sichersten Methode, der Antibabypille (Kombination aus Gestagen und Östrogen, Pearl-Index 0,01-1 %), abgeraten, da man eine Aktivierung der Erkrankung über die darin enthaltenen Östrogene befürchtete. Neuere Daten einer doppelblinden, randomisierten Studie (Östrogen-Gestagen-Kombinationspräparat versus Placebo) an 183 SLE-Patientinnen mit inaktiver bzw. stabiler Erkrankung (Ausschlusskriterium waren aPL und eine vorangegangene Thrombose) zeigten nach 12 Monaten keinen Unterschied hinsichtlich der Schubrate in beiden Gruppen (2). In einer stabilen Situation kann daher mit gutem Gewissen entschieden werden, einer SLE-Patientin die "Pille" zu verschreiben.

Auch bei Frauen, die langjährig die "Pille" ohne Probleme einnehmen und bei denen dann ein SLE diagnostiziert wird, muss diese nicht abgesetzt werden. Wir empfehlen dies allerdings Patientinnen, bei denen ein relativ enger zeitlicher Zusammenhang mit der Ersteinnahme und Krankheitsbeginn liegt. Bei Frauen mit Thromboserisiko (aPL!) und bei Raucherinnen über 35 Jahren ist die "Pille" kontraindiziert. Dies gilt auch bei Frauen, die aufgrund eines APS mit Cumarin behandelt werden!

Der Nachteil von reinen, niedrig-dosierten Gestagenpillen ist, dass die Sicherheit nicht ganz so hoch ist und diese Pillen jeden Tag sehr konsequent zur gleichen Zeit eingenommen werden müssen. Gynäkologische Nebenwirkungen (vor allem Zwischenblutungen) sind relativ häufig. Langwirksame Gestagenpräparate ("3-Monatsspritze") als Alternative zu täglichen Pillen haben zwar den Vorteil einer längeren Wirkung und damit Sicherheit ohne Einnahmefehler; allerdings ist z.B. bei Unverträglichkeiten ein schnelles Absetzen nicht möglich. Es kommt unter der Anwendung relativ häufig zu Regelstörungen.

Ein verhältnismäßig neues hormonelles Verhütungsmittel ist der *Nuva Ring*. Es handelt sich um einen biegsamen Kunststoffring, der jeden Monat von der Frau in die Vagina eingesetzt wird. Der Ring enthält Östrogen und Gestagen, die innerhalb des Monats an den Körper abgegeben werden. Der Anwendungszyklus umfasst die dreiwöchige Anwendung mit anschließender einwöchiger ringfreier Pause. Der Vorteil liegt in der etwas geringeren Hormonmenge, weil die Stoffe nicht erst die Leber passieren müssen, sondern direkt in den Blutkreislauf gelangen, und vor allem: das Vergessen der Pille ist kein Thema mehr, ebenso gibt es keine Probleme bei Durchfall oder Erbrechen. Die Nebenwirkungen ähneln denen der Pille, sind aber anscheinend seltener. Nachteil sind die etwas höheren Kosten. Bei SLE-Patientinnen ohne spezielle Kontraindikationen scheint der Ring eine Alternative zur Pille darzustellen, wobei hierzu noch keine Daten existieren. Bei Vorliegen einer Thrombophilie ist der Vaginalring ebenso kontraindiziert wie Pflaster oder orale Ovulationshemmer (auch niedrig dosierte Präparate mit 20 µg).

▶ Ovulationshemmer bei Thrombophilie

Ovulationshemmer erhöhen das Risiko venöser thrombembolischer Erkrankungen auf das 3- bis 4-fache, u.a. durch Veränderung zahlreicher Hämostaseparameter. Dabei spielen vor allem die Ethinylestradiol-Dosis, aber auch Typ und Dosis der Gestagenkomponente eine Rolle. So scheint das Risiko bei Levonorgestrel am geringsten zu sein. Das Thromboserisiko steigt mit der Zahl der vorhandenen Risikofaktoren (neben den Thrombophilien u.a. Adipositas, Rauchen, Hyperhomozysteinämie, Alter > 40 Jahre, positive Familienanamnese). Ovulationshemmer sind daher bei Thromboseneigung kontraindiziert. Auch wenn die epidemiologische Datenlage unzureichend ist (vor allem für Dreimonatsspritze und Gestagenimplantate), kann angenommen werden, dass reine Gestagene, insbesondere die Minipille, das Risiko venöser Thrombosen nicht erhöhen. Für Frauen mit Thromboserisiko können in Abwägung daher reine Gestagenpräparate in Erwägung gezogen werden.

▶ Natürliche Familienplanung (NFP)

NFP ist eine Methode, bei der eine Frau bestimmte Körperzeichen beobachtet, die sich im Laufe des Zyklus verändern (Zervixschleim und Temperatur), um damit fruchtbare und unfruchtbare Tage zu bestimmen. Die Methode ist relativ sicher, sofern kein ungeschützter Geschlechtsverkehr in der fruchtbaren Zeit stattfindet. NFP wird am besten über ausgebildete NFP-BeraterInnen erlernt.

Beim Lupus ist NFP eher nicht empfehlenswert, da es oft zu veränderten Zyklen z.B. durch SLE-Aktivität und Einnahme von Medikamenten kommt und eine zuverlässige Temperaturmessung oft nicht möglich ist. Stress kann die Zuverlässigkeit der Methode beeinflussen. Für einzelne Frauen kann NFP aber trotz Lupus in Frage kommen.

▶ Barrieremethoden

Kondom und Scheidendiaphragma haben den Vorteil, praktisch ohne Nebenwirkungen zu sein und zudem vor übertragbaren Geschlechtskrankheiten zu schützen. Ihr Nachteil der hohen Unsicherheit (Pearl-Index 7-14 %) lässt sie aber insgesamt als nur bedingt geeignet erscheinen.

▶ Spirale

Wegen ihrer zum Teil starken Nebenwirkungen ist die Spirale umstritten. Bei der Kupferspirale sollen Kupferionen, die von der Kupferwicklung abgegeben werden, wichtig für die kontrazeptive Wirkung sein, ihr Wirkmechanismus ist noch nicht bekannt. Die hormonhaltigen Spiralen (Mirena) geben eine Form des Gelbkörperhormons Progesteron (Levonorgestrel) ab. Dieses Hormon soll lokal unter anderem die Beschaffenheit der Gebärmutterschleimhaut verändern. Anwendungsbeschränkt ist die Spirale z.B. bei jungen Frauen; sie soll möglichst nur bei Frauen über 35 Jahren, die schon Kinder geboren haben, eingesetzt werden. Die Spirale ist für SLE-Patientinnen nicht ideal, weil bei gleichzeitiger immunsuppressiver Therapie (z.B. mit Azathioprin) trotzdem Schwangerschaften möglich sind und Entzündungen im Genitaltrakt verschleiert werden. Von Frauen mit "mildem" SLE kann die Spirale aber angewendet werden. Hormonbehaftete Spiralen scheinen dabei sicherer und mit einem etwas geringeren Infektionsrisiko behaftet zu sein.

  Zusammenfassung Verhütung

Insgesamt sollte eine SLE-Patientin individuell bezüglich der Methode der Verhütung beraten werden. Berücksichtigt werden müssen dabei vor allem die Aktivität der Erkrankung und Organmanifestationen, Begleiterkrankungen, die notwendige Therapie und Thromboserisiken, außerdem bereits vorangegangene Schwangerschaften und ein zukünftiger Kinderwunsch. Bei abgeschlossener Familienplanung bieten sich natürlich auch die Sterilisation des Mannes (Vasektomie) oder die Tubensterilisation (der Frau) an. Eine enge Zusammenarbeit von Rheumatologen und Frauenärzten ist bezüglich der Beratung von SLE-Patientinnen wünschenswert.

9.3. Schwangerschaft bei SLE

■ Einfluss der Schwangerschaft auf die Erkrankungsaktivität

Frühe Studien dokumentierten bei fast der Hälfte eine Aktivierung der Erkrankung während der Schwangerschaft, ein Drittel der Kinder starb. Im Verlauf sanken tödlich verlaufende mütterliche Komplikationen auf nahezu Null, es wurden aber erhöhte Schub-Frequenzen beschrieben und die kindliche Sterblichkeit blieb unverändert hoch. Bei den Schüben handelte es sich überwiegend um mildere SLE-Manifestationen (Hautveränderungen, Gelenkbeschwerden, Rippenfellentzündungen, Blutbildveränderungen). Schwerwiegende Komplikationen wie Nieren- und ZNS-Beteiligung wurden in der Schwangerschaft nur vereinzelt beobachtet.

Von entscheidender prognostischer Bedeutung scheint die SLE-Aktivität zum Zeitpunkt der Konzeption zu sein: ist diese hoch, kommt es bei 50-70 % zu Schüben in der Schwangerschaft, ist diese niedrig, entwickeln die Betroffenen dagegen etwa nur in etwa 30 % eine Aktivierung des Lupus während der Schwangerschaft (3). Zusammenfassend geht man heute davon aus, dass Schübe in der Schwangerschaft wahrscheinlich leicht gehäuft auftreten, sich aber meist nur auf milde Krankheitssymptome beziehen. Der individuelle Verlauf ist allerdings nur schwer prognostizierbar. Der Ausgang der Schwangerschaft lässt sich optimieren, wenn die Erkrankung möglichst 6-12 Monate *vor* der Konzeption in klinischer Remission ist (4).

■ Beurteilung der Krankheitsaktivität in der Schwangerschaft

Bei der Einschätzung der Krankheitsaktivität ist eine Differenzierung von physiologischen Veränderungen in der Schwangerschaft teils schwierig. So sind beispielsweise Müdigkeit, beschleunigte Blutsenkungsgeschwindigkeit und milde Anämie oder Komplement-Veränderungen leider keine validen Marker in der Schwangerschaft. Es ist daher eine sorgfältige Suche nach spezifischen extrarenalen SLE-Symptomen (wie Serositis, Arthritis) besonders wichtig. Auch die Unterscheidung zwischen Gestose und Nephritis ist wegen überlappender Symptome (Proteinurie, Nierenfunktionsverschlechterung, Hypertonie, Ödeme, Thrombopenie) nicht unproblematisch, aber wegen der

Notwendigkeit einer unterschiedlichen Therapie entscheidend.

■ Schwangerschaft bei Nierenbeteiligung

Eine aktive Nephritis ist mit weniger Lebendgeburten und mehr Komplikationen in der Schwangerschaft assoziiert (5). Bei Frauen mit wenig aktiver, stabiler Nierenbeteiligung und normalem Kreatinin kommt es in der Schwangerschaft häufiger zu Hypertonie (bis zu 56 %), Frühgeburten (bis zu 53 %) und Präeklampsie (bis zu 30 %). Ein irreversibler Nierenfunktionsverlust in der Schwangerschaft ist aber eine Rarität. Bei Planung einer Schwangerschaft sollte die Nierenbeteiligung mindestens 6 Monate vor Konzeption inaktiv, die Nierenfunktion normal, der Blutdruck kontrolliert sein und die Proteinurie weniger als 3 g/Tag betragen.

Abraten sollte man von einer Schwangerschaft bei unkontrollierter Hypertonie, progredienter Niereninsuffizienz, schwerer Organbeteiligung (v.a. ZNS, Herz, Lunge) bzw. schwerer Thrombopenie und selbstverständlich unter potenziell teratogenen Therapien.

■ Einfluss der Erkrankung auf den Schwangerschaftsverlauf

Spontan-Aborte, Frühgeburten und Geburten von Kindern mit niedrigem Geburtsgewicht sind bei SLE insgesamt gehäuft (Tab. 9.1). Frühgeburten betreffen insbesondere Frauen mit Nierenbeteiligung und unter einer höheren Prednison-Therapie (> 10 mg/Tag) in der Schwangerschaft. Auffallend sind die Abortraten im zweiten Trimester (17 % bei SLE versus < 5 % in der Normalpopulation). Diese Abortrate konnte insbesondere mit dem Nachweis von Antiphospholipid-Antikörpern (aPL) in Verbindung gebracht werden.

	SLE (unselektioniert)*	Normalbevölkerung
Aborte	16-29 %	10-16 %
Geburten vor der 37. Gestationswoche	21-60 %	5-15 %
Intrauterine Wachstumsretardierung	2-10 %	3-7 %
Präeklampsie	10-30 %	10 %

Tab. 9.1: Häufigkeit von Schwangerschaftskomplikationen. *Häufigkeit assoziiert mit positiven aPl bzw. Antiphospholipid-Syndrom.

Aktuelle Studien zeigen einen signifikanten Trend zu einer ansteigenden Lebendgeburt-Rate bei SLE: zwischen 2000 und 2003 kamen 83 % der Kinder gesund zur Welt (6). Die Anzahl der Frühgeburten hat dagegen nur marginal abgenommen und beträgt weiterhin fast das Dreifache der Normalbevölkerung (80er Jahre: 37,5 %, 2000: 32 %). Ein möglicher Faktor für die höhere Lebendgeburtrate ist die Identifizierung und Behandlung von Patientinnen mit aPL (☞ unten). Zudem scheint auch für den Ausgang der Schwangerschaft die Krankheitsaktivität zum Zeitpunkt der Konzeption entscheidend zu sein: bei hoher Krankheitsaktivität wurden mehr Fehl- und Frühgeburten und weniger Lebendgeburten beobachtet als bei niedriger Krankheitsaktivität (77 % vs. 88 %) (7).

■ Kindliche Komplikationen – "Neonatales Lupus-Syndrom"

Die meisten Kinder von Kollagenose-Patientinnen sind gesund. In der Normalbevölkerung ist eine kindliche Wachstumsverzögerung selten (3-7 %), bei SLE aber häufiger (30 bis 55 %!), wiederum insbesondere beim Antiphospholipid-Syndrom (APS). Grund hierfür ist die bei APS häufiger zu beobachtende Plazenta-Insuffizienz, die zu vorzeitigem Fruchttod oder Frühgeburt führen kann.

Der sog. neonatale Lupus entsteht durch diaplazentar übertragene mütterliche Antikörper vom Typ anti-Ro/SSA- oder anti-La/SSB. Diese Antikörper finden sich bei etwa 30 % aller SLE-Patientinnen. Einige der exponierten Kinder entwickeln nach der Geburt z.B. LE-ähnliche Hauterscheinungen (v.a. betroffen sind Mädchen mit einer Ratio von 3:1) Weitere klinische Manifestationen sind in Tab. 9.2 zusammengefasst. Diese Symptome sind nach dem 6. Lebensmonat reversibel.

Reversibel	In der Regel irreversibel
• Hautveränderungen v.a. an lichtexponierten Arealen (Gesicht und Kopfhaut)	• AV-Block I-III
• Zytopenien (Hämolytische Anämie, Leukopenie, Thrombozytopenie)	
• Hepatosplenomegalie	
• Myokarditis, Perikarditis	
• ? Pneumonitis, Glomerulonephritis	

Tab. 9.2: Mögliche Symptome bei Neonatalem Lupus-Syndrom (NLE).

In der Regel irreversibel ist dagegen eine Störung des fetalen Reizleitungssystems mit einem kongenitalen AV-Block Grad I-III. (Nur) die kardialen Auswirkungen der Übertragung dieser Autoantikörper können bisher pränatal erkannt werden. Besonders gefährdet sind Feten bei Vorliegen einer offenbar besonders kardiotropen Variante von Autoantikörpern gegen Ro52. Allerdings spielen auch andere individuelle und genetische Faktoren eine Rolle, da z.B. nur ein Teil der Folgeschwangerschaften betroffen ist. Eine höhergradige Herzreizleitungsstörung (AV-Block II° oder III°) kann ca. 2 % dieser Schwangerschaften komplizieren; in einer Folgeschwangerschaft beträgt das Wiederholungsrisiko ca. 15 % (8).

Ein AV-Block kann insbesondere durch duplexsonographische Untersuchungen relativ leicht erkannt werden. Bei Vorliegen der genannten Antikörper bei der Mutter sollte eine fetale Ultraschall-Untersuchung in dem in Bezug auf einen fetalen AV-Block gefährlichsten Gestationsalter, also zwischen der 16. und 26. SSW, wöchentlich, danach alle zwei Wochen erfolgen. Grund für die Empfehlung dieser engmaschigen pränatalen Untersuchung der fetalen Herzfrequenz ist die Annahme, dass es sich bei der Zerstörung des Reizleitungssystems um einen fortschreitenden entzündlichen Vorgang handelt, der möglicherweise durch Glukokortikoide beeinflusst werden kann. So kann unter Umständen die Entwicklung eines höhergradigen Herzblocks verhindert und auch ein AV-Block I° erkannt und teils erfolgreich therapiert werden.

Zur Therapie muss ein Steroid verwendet werden, das plazentagängig ist (von der plazentaren 11-beta-Hydroxysteriod-Dehydrogenase nicht inaktiviert wird), das heißt Dexamethason (4 mg/d) oder Betametason (2-3 mg/d). Wenn nach fünf Wochen keine Verbesserung der fetalen Herzreizleitung erkennbar ist, sollte die Therapie wieder beendet werden. Zur Vermeidung einer iatrogenen Nebenniereninsuffizienz der Mutter sollte das Steroid ausgeschlichen werden. Bei ca. der Hälfte der Kinder mit einem antikörperbedingten angeborenen AV-Block III° ist frühzeitig oder im Verlauf eine Schrittmacher-Behandlung erforderlich. Die Prognose ist durch eine bestehende Kardiomyopathie eingeschränkt. Eine Studie zeigte eine Gesamtmortalität von 19 %, davon ein Viertel intrauterin und knapp die Hälfte in den ersten drei Lebensmonaten (8).

Eine vorbeugende Behandlung Anti-Ro-positiver Schwangerer ist versucht worden, kontrollierte, große Studien hierzu existieren aber naturgemäß nicht. Eine Prophylaxe wird gegenwärtig auch daher nicht empfohlen, um nicht eine zu große Zahl Schwangerer und ihrer Feten dieser hochdosierten Steroidtherapie und den damit verbundenen Komplikationen auszusetzen, zumal das Wiederholungsrisiko gering zu sein scheint.

■ Antiphospholipid-Syndrom

Das Antiphospholipid-Syndrom (APS) charakterisiert Patienten mit (rezidivierenden) venösen oder arteriellen Thrombosen und/oder Aborten bei gleichzeitigem Nachweis von Antiphospholipid-Ak (aPL) und/oder positivem Lupusantikoagulans (LAK) (☞ auch Kap. 8.). aPL finden sich in unterschiedlicher Prävalenz auch bei Gesunden (bis zu 5 %). Eindeutig und nachhaltig erhöhte aPL sind mit einer gesteigerten Abortneigung assoziiert. Bei SLE-Patientinnen mit aPL und einem Abort nach der 14. Schwangerschaftswoche in der Vorgeschichte kommt es in bis zu 80 % bei einer zweiten Schwangerschaft erneut zu Komplikationen (9). Angaben über die kumulative Häufigkeit von Aborten bei Patientinnen mit aPL differieren in der Literatur aber beträchtlich (zwischen 14-89 %). Gemäß einem internationalem Consensus (Sapporo, 1998) werden Aborte nur dann als klinisches Kriterium gewertet, wenn diese hinsichtlich fetaler Morphologie, Frequenz und Zeitpunkt enge Definitionen erfüllen (Tab. 9.3). Neben Aborten sind auch andere Komplikationen wie Präeklampsie und kindliche Wachstumsretardierung mit aPL in Verbindung gebracht worden (10).

1.	≥ ein fetaler Tod nach der 10. SSW bei morphologisch unauffälligem Fetus
2.	≥ eine vorzeitige Geburt vor der 34. SSW bei (Pre)-Eklampsie oder Plazentainsuffizienz und einem bis auf Wachstumsretardierung morphologisch unauffälligen Kind
3.	≥ drei spontane Aborte vor der 10 SSW (bei Ausschluss anderer Ursachen und ohne normale SS dazwischen)

Tab. 9.3: Definition der Schwangerschaftskomplikationen beim Antiphospholipidsyndrom (Sapporo-Kriterien).

▶ **Therapeutische Strategien bei aPL-positiven Frauen in der Schwangerschaft**

Anhand der Datenlage kann keine evidenzbasierte Empfehlung zur Therapie bzw. Abortprophylaxe ausgesprochen werden. Schwangerschaften bei aPL-positiven Frauen sind als (Hoch)-Risiko-Schwangerschaften anzusehen. Bereits vor der Konzeption sollte daher das individuelle Risiko eingeschätzt und evtl. sogar von einer Schwangerschaft abgeraten werden, vor allem bei vorangegangenem zentral-nervösen Ereignis der Patientin. Die betroffenen Frauen sollten über das mütterliche und geburtshilfliche Risiko hinsichtlich Thrombose, Embolie, Insult, Abort, Präeklampsie, intrauteriner Wachstumsretardierung und Entbindung aufgeklärt sein.

Eine Kombination aus ASS und Heparin hat sich gegenüber der alleinigen Gabe von ASS in einigen Untersuchungen als überlegen herausgestellt. Zwei prospektive Studien bei Frauen mit mindestens 3 Aborten und positiven aPL ergaben im Vergleich zur alleinigen ASS-Therapie für die Kombination einen positiven Schwangerschaftsausgang hinsichtlich der Lebendgeburten bei 44 % vs. 80 % (11) bzw. 42 % vs. 71 % (12). Randomisierte Studien zeigten bei APS-Patientinnen unter einer Prophylaxe mit Heparin und ASS keinen günstigeren Effekt durch eine zusätzliche Glukokortikoid-Gabe, sondern sogar mehr Komplikationen (u.a. Gestoseneigung). Eine Glukokortikoidtherapie wird daher bei APS nicht mehr empfohlen.

In der Betreuung der aPL-positiven Patientinnen ergibt sich teils die Schwierigkeit, wissenschaftliche Empfehlungen aus ethischer Sicht in die tägliche Praxis umzusetzen. In unserer Schwangerschaftssprechstunde bewährt hat sich ein modifiziertes Schema, welches sich an die Empfehlungen anglo-amerikanischer Arbeitsgruppen anlehnt (Tab. 9.4) (13).

aPL-positiv, keine Thrombose in der Vorgeschichte	aPL-positiv, Thrombose in der Vorgeschichte
wenn in der Vorgeschichte zusätzlich: • Kein Abort nach der 16. SSW: keine Therapie in der Schwangerschaft • Ein Abort nach der 16. SSW: ASS 100 mg/Tag (vor Konzeption), ggfls. in Kombination mit NMH • Ein Abort nach der 16. SSW unter ASS oder mehr als ein Abort: ASS 100 (vor Konzeption) und NMH bei pos. Schwangerschaftstest	• ohne vorherige Cumarin-Therapie: ASS 100 mg vor Konzeption, NMH bei pos. Schwangerschaftstest • mit vorheriger Cumarin-Therapie: Umstellung auf NMH in effektiver Dosierung und ASS 100 mg vor der Konzeption oder spätestens bei pos. Schwangerschaftstest • postpartal 6 Wochen lang Heparin (NMH), dann Therapie nach Indikation (APS)

Tab. 9.4: Vorschlag einer Therapie bei Frauen mit Antiphospholipid-Antikörpern (aPL).

Eine Therapie mit ASS (80-100 mg/Tag) wird möglichst bereits vor der Konzeption oder spätestens ab einem positiven Schwangerschaftstest empfohlen. Eine Therapie mit niedermolekularem Heparin (NNH) wird bei positivem Schwangerschaftstest oder bei Nachweis einer fetalen Herzaktivität begonnen. Sowohl die Schwangerschaft als auch im Besonderen die postpartale Phase gehen mit einem erhöhten Thromboserisiko einher. Dieses Risiko wird durch die Anwesenheit von aPL noch erhöht, wobei Daten aus kontrollierten Studien hierzu fehlen. Es wird aber empfohlen, Frauen mit persistierend hohen aPL auch in den ersten sechs Wochen post partum mit Heparin zu behandeln.

Viele Patientinnen mit APS werden langfristig mit oralen Antikoagulantien (Cumarinen) behandelt. Bei geplanter Schwangerschaft (nach Risikoabschätzung!) ist es möglich, diese Therapie vor der Konzeption oder spätestens innerhalb der ersten 2 Wochen nach Ausbleiben der Regelblutung auf Heparin umzustellen, da orale Antikoagulantien die Plazentaschranke passieren, zwischen der 6. und 12. Gestationswoche teratogen sind und fetale intrakranielle Blutungen auslösen können.

In der Überwachung sind vor allem ab der 20. SSW Blutdruckmessungen und Bestimmungen der Proteinurie wichtig. Aufgrund des Risikos einer Plazentainsuffizienz sind fetale Ultraschalluntersuchungen etwa vierwöchentlich ab der 16-20. SSW mit Überprüfung des fetalen Wachstums und der Plazentadurchblutung (Doppler-Ultraschalluntersuchung) erforderlich. Dies erleichtert auch entscheidend die Beurteilung späterer fetaler Wachstumsverzögerungen und damit die Einschätzung, ab wann die Entbindung ein geringeres Risiko für Mutter und Kind darstellt als der Versuch, die Schwangerschaft (mit dann wenig Aussicht auf weitere Reifung der Frucht) zu prolongieren.

■ Immunsuppressive Therapie in der Schwangerschaft

Bei Kinderwunsch sollte die Schwangerschaft in einer möglichst inaktiven Phase der Erkrankung geplant werden, in diesen Fällen muss auch keine Therapie eingeleitet werden. Während der Schwangerschaft sollte neben den üblichen gynäkologischen Untersuchungen auch regelmäßig eine Kontrolle der SLE-Aktivität erfolgen.

Bei vorbestehender Therapie wird diese auf ihre Notwendigkeit hin überprüft und nach Möglichkeit reduziert bzw. abgesetzt. Danach sollte vor der Konzeption möglichst drei bis sechs Monate abgewartet werden, um mögliche Aktivierungen durch das Absetzen erkennen und auf sie reagieren zu können. Meist bezieht sich dies auf Medikamente, die bei der eher milden Verlaufsform des SLE eingesetzt werden, also beispielsweise Antimalariamittel. Nimmt eine Patientin "stärkere" Immunsuppressiva, so hat dies einen Grund; es wird also entweder eine Therapieumstellung versucht werden oder die Schwangerschaft sollte auf einen günstigeren Zeitpunkt verschoben werden. In bestimmten Fällen kann eine Schwangerschaft eventuell auch unter laufender Therapie geplant werden (Tab. 9.5) (14). Insbesondere Antimalariamittel (Hydroxychloroquin) werden aufgrund ihrer günstigen Auswirkung auf die Schubfrequenz in der Schwangerschaft oft fortgeführt (15). Empfehlungen zu Untersuchungen vor Konzeption bzw. in der Schwangerschaft können Tab. 9.6 entnommen werden.

	Teratogenität/ Fetale Toxizität	Empfehlungen bei Schwangerschaftswunsch
Cyclophosphamid	Schwere Abnormalitäten	Absetzen 6 Monate vor Konzeption
Methotrexat	v.a. unter höherer Dosis Missbildungen	Absetzen 3-6 Monate vor Konzeption Folsäure-Substitution!
Ciclosporin A	Intrauterine Retardierung	Individuell abwägen: evtl. weiterführen
Azathioprin	Intrauterine Retardierung, Frühgeburten	Abhängig von Aktivität: Absetzen 3-6 Monate vor Konzeption oder fortführen
Mycophenolatmofetil	Wenig Daten, im Tierversuch mögliche Hinweise auf Teratogenität	Absetzen 3 Monate vor Konzeption
()Hydroxy-) Chloroquin	keine erhöhte Fehlbildungsrate	Individuell abwägen: evtl. fortführen (Schub-Prophylaxe)

Tab. 9.5: Immunsuppressive Therapie und Schwangerschaft.

Empfehlung zu Untersuchungen vor Konzeption
• Überprüfung der SLE-Aktivität (Anamnese, körperl. Untersuchung)
• Überprüfung der medikamentösen Therapie (Kontraindikationen?)
• Blutbild inkl. Thrombozyten
• Kreatinin
• 24-h-Urin: Proteinurie, Kreatininclearance
• Komplement (C3 und C4 oder CH50)
• DNS-AK
• ENA-AK (SS-A/SS-B-AK)
• Antiphospholipid-AK, Lupusantikoagulans
Empfehlung zu Untersuchungen in der Schwangerschaft
• Monatliche rheumatologische Kontrollen inkl. Labor und Urin
• SSA/SSB-positive Frauen: serielle fetale Echokardiographien (16., 18., 20., 21., 22., 23 und 24. SSW)
• aPl-positive Frauen/APS-Patientinnen: - fetaler Ultraschall 4-wöchentlich ab 16.-20. SSW   - im letzten Trimester ggfs. 1-2wöchentlich

Tab. 9.6: Empfehlung zu Untersuchungen vor Konzeption bzw. in der Schwangerschaft.

Bei Krankheitsaktivierung in der Schwangerschaft sind Steroide Therapie der ersten Wahl. Die transplazentare Passage von Prednison ist so gering, dass sogar hohe Dosen in der Schwangerschaft sicher eingesetzt werden können, eine erhöhte fetale Missbildungsgefahr besteht nicht. Mögliche Nebenwirkungen sind sehr selten grauer Star oder Infektionen beim Neugeborenen. Die Langzeitanwendung von Steroiden (> 10 mg Prednisolon) ist aber mit mütterlichen Begleiterscheinungen verbunden (Diabetes, Hypertonie, Gestose, vorzeitige Entbindung, Osteoporose). Es sollte daher die niedrigste effektive Dosis gewählt und an eine Osteoporoseprophylaxe (Kalzium) gedacht werden.

■ Geburtshilfliche maternale und fetale Überwachung

Bei Schwangeren mit Kollagenosen hat sich eine interdisziplinäre Betreuung zwischen Gynäkologen und Rheumatologen bewährt. Die engmaschige geburtshilfliche Vorsorge sollte eine Verlaufskontrolle alle vier Wochen beinhalten, um ein verzögertes kindliches Wachstum zu erkennen und ggf. z.B. häufigere Doppler-Verlaufskontrollen zu initiieren. In der besonderen Situation mit dem Risiko der fetalen AV-Blockierung, also bei Vorliegen mütterlicher anti-Ro/SS-A- oder anti-La/SS-B-Antikörper, sind darüber hinaus häufigere Kontrollen der fetalen Herzfrequenz indiziert (☞ unten). Im dritten Trimester wird für Schwangere mit Kollagenosen eine ein- bis zweiwöchentliche fetale Überwachung empfohlen.

 ### Zusammenfassung SLE-Schwangerschaft

Man steht heute einer Schwangerschaft bei systemischen immunologischen Erkrankungen überwiegend positiv gegenüber. Bei einer schweren Krankheitsaktivität und insbesondere bei einer aktiven Organbeteiligung sollte auf eine Schwangerschaft wegen der Risiken für Mutter und Kind aber verzichtet und diese eventuell zu einem günstigeren Zeitpunkt geplant werden. Es bestehen deutlich bessere Chancen für die Geburt eines gesunden Kindes, wenn die Erkrankung bei Konzeption inaktiv ist. Bei einer geplanten Schwangerschaft unter optimalen Bedingungen können ähnliche Lebendgeburt-Raten wie in der Normalbevölkerung erreicht werden. Generell muss jede Entscheidung und Empfehlung individuell getroffen und mit der Patientin besprochen werden. Eine enge Zusammenarbeit zwischen dem behandelnden Rheumatologen, Gynäkologen und der Patientin unterstützt hierbei einen positiven Schwangerschaftsverlauf.

9.4. Literatur

1. Julkunen HA, Kaaja R, Friman C. Contraceptive practice in women with systemic lupus erythematosus. Br J Rheumatol 1993;32(3):227-30.

2. Petri M., Kim MY, Kalunian KC, Grossman J, Hahn B, Sammaritano LR, Lockshin M, et al. Combined oral contraceptives in women with systemic lupus erythematosus. N Engl J Med 2005;353(24):2550-8.

3. Urowitz, MB, Gladman DD, Farewell VT, Steward J, McDonald J. Lupus and pregnancy studies. Arthritis Rheum 1993;36(10):1392-7.

4. Le Huong, D, Wechsler B, Vauthier-Brouzes D, Seebacher J, Lefebre G, Bletry O, et al. Outcome of planned pregnancies in systemic lupus erythematosus: a prospec-

tive study on 62 pregnancies. Br J Rheumatol 1997; 36(7):772-7.

5. Rahman P, Gladman DD, Urowitz B. Clinical predictors of fetal outcome in systemic lupus erythematosus. J Rheumatol 1998;25(8):1526-30.

6. Clark, CA, Spitzer KA, Laskin CA. Decrease in pregnancy loss rates in patients with systemic lupus erythematosus over a 40-year period. J Rheumatol 2005; 32(9): 1709-12.

7. Clowse, ME, Magder LS, Witter F, Petri M. The impact of increased lupus activity on obstetric outcomes. Arthritis Rheum 2005; 52(2):514-21.

8. Buyon JP, Hiebert R, Copel J, Craft J, Friedman D, Katholi M, et al. Autoimmune-associated congenital heart block: demographics, mortality, morbidity and recurrence rates obtained from a national neonatal lupus registry. J Am Coll Cardiol 1998;31(7):1658-66.

9. Ramsey-Goldman R, Kutzer JE, Kuller LH, Guzick D, Carpenter AB, Medsger TA. Pregnancy outcome and anti-cardiolipin antibody in women with systemic lupus erythematosus. Am J Epidemiol 1993;138(12):1057-69.

10. Branch, DW, Silver RM, Blackwell JL, Reading CJ, Scott JR. Outcome of treated pregnancies in women with antiphospholipid syndrome: an update of the Utah experience. Obstet Gynecol 1992; 80(4):614-20.

11. Kutteh, WH. Antiphospholipid antibody-associated recurrent pregnancy loss: treatment with heparin and low-dose aspirin is superior to low-dose aspirin alone. Am J Obstet Gynecol 1996; 174(5):1584-9.

12. Rai R, Cohen H, Dave M, Regan L. Randomised controlled trial of aspirin and aspirin plus heparin in pregnant women with recurrent miscarriage associated with phospholipid antibodies (or antiphospholipid antibodies). BMJ 1997;314(7076):253-7.

13. Alarcon-Segovia D, Boffa MC, Branch W, Cervera R, Gharavi A, Khamashta M, Shoenfeld Y, et al. Prophylaxis of the antiphospholipid syndrome: a consensus report. Lupus 2003; 12(7): 499-503.

14. Ostensen M, Khamashta M, Lockshin M, Parke A, Brucato A, Carp H, et al. Anti-inflammatory and immunosuppressive drugs and reproduction. Arthritis Res Ther 2006; 8(3):209-28.

15. Costedoat-Chalumeau, N., Amoura Z, Le Thi Huong D, Wechsler B, Piette JC. (2005). Pleading to maintain hydroxychloroquine throughout Lupus pregnancies. Rev Med Interne 2005;26(6): 467-9.

Systemischer Lupus erythematodes bei Kindern und Jugendlichen

10. Systemischer Lupus erythematodes bei Kindern und Jugendlichen

Systemischer Lupus erythematodes (SLE) ist eine bei Mädchen und Frauen weit häufiger vorkommende Erkrankung (9:1) mit Altersgipfel im dritten Dezennium (1). 20 % der Patienten erkranken aber bereits im Kindes- und Jugendalter. Hier variiert die Inzidenz zwischen 0,3 und 0,9 auf 100.000 Kinder pro Jahr (2), die Prävalenz liegt bei 5-10 pro 100.000 Kinder. Das bedeutet für Deutschland etwa 1500, für Österreich etwa 150 betroffene Kinder und Jugendliche. Dazu kommt im pädiatrischen Bereich der neonatale Lupus als Folge mütterlicher Autoantikörper.

Der SLE ist eine polygen (mit)bedingte Erkrankung. Genetische Faktoren sind besonders bei jungen Patienten von großer Bedeutung. Angeborene Komplementdefizienzen – hier besonders die C2-Defizienz – gehen mit SLE einher. Etwa 10 % haben in der Familie einen Patienten mit SLE. Zusätzlich wirken vermutlich Umgebungsfaktoren wie Infektionen (EBV, Parvovirus B19), Medikamente und toxische Substanzen als Auslöser. Die Schlüsselzelle in der Entwicklung eines SLE ist die B-Zelle, die als antigenpräsentierende Zelle einerseits und nach Aktivierung in der Produktion von Autoantikörpern andererseits eine führende Rolle repräsentiert. Autoantigene und Autoantikörper bilden Immunkomplexe, die in den Organen abgelagert werden und Schäden erzeugen. T-Zellen haben ebenfalls eine führende Rolle, so führt deren Funktionsabschwächung zu einem milderen Verlauf eines SLE.

Die Autoantikörper unterscheiden sich nicht wesentlich zwischen Kindern/Jugendlichen und Erwachsenen. Die meisten kleinen Patienten sind für ANA bzw. anti-dsDNA Antikörper positiv, 25 % der Kinder haben Autoantikörper gegen das U1-Ribonuklein (U1-RNP), etwa 10 % Antikörper gegen das Smith-Antigen (Sm). Während für Erwachsene gezeigt wurde, dass solche Antikörper Jahre, bevor die Krankheit ausbricht, nachweisbar sind (3), ist das für das Kindesalter nicht geklärt.

Allgemeinsymptome wie Müdigkeit, Fieber und Gewichtsverlust sind bei Diagnose der Erkrankung zumeist vorhanden. Die Blutsenkung ist oft hoch, das CRP jedoch meist nur gering erhöht.

Nahezu jedes Organsystem kann beim SLE betroffen sein. Die Beteiligungen der am häufigsten betroffenen Organe haben Eingang in die Klassifikationskriterien des American College of Rheumatology (zuletzt 1997 modifiziert (4)) gefunden.

Sind 4 von 11 Kriterien gegeben, ist für Studien die Einordnung als systemischer Lupus erythematodes gegeben. Die ACR-Kriterien sind aber nicht als diagnostische Kriterien angelegt. Gerade im Kindesalter diagnostizieren wir die Erkrankung häufig auch bei Vorliegen von weniger Symptomen und sprechen dann meist von inkomplettem Lupus erythematodes.

Häufige Organmanifestationen betreffen das blutbildende System (hämolytische Anämie, Leukopenie, Thrombozytopenie), die Haut (Schmetterlingserythem, Lichtempfindlichkeit, diskoider Lupus), die Schleimhaut (Ulzera), die Gelenke (Arthritis), seröse Häute (Pleuritis mit Schmerzen beim tiefen Einatmen, Perikarditis mit meist hämodynamisch nicht wirksamem Erguss), Herz (Myokarditis, Abnormitäten der koronaren Perfusion), Lungen (Pleuraergüsse, akute oder chronisch interstitielle Pneumonie, Lungenembolien, Pneumothorax, chronisch-restriktive Ventilationsstörungen), zentrales und peripheres Nervensystem (zerebrale Krampfanfälle, Persönlichkeitsveränderungen, hirnorganisches Psychosyndrom, kraniale und periphere Neuropathien) und die Nieren (Proteinurie, Hämaturie, Hypertonie, Nierenversagen). Eine Beteiligung des Gastrointestinaltrakts bei SLE im Kindes- und Jugendalter ist bei etwa 19 % gegeben. Bauchschmerzen sind das häufigste Symptom, Aszites und Pankreatitis werden beobachtet (5).

Bei Vorhandensein von Antiphospholipidantikörpern und dem Lupusantikoagulans ist ein erhöhtes thromboembolisches Risiko auch bei Kindern gegeben (6).

Unter den lebensbedrohlichen Organmanifestationen ist die Nierenbeteiligung im Kindesalter führend. Die Art der Nierenbeteiligung wird nach Nierenbiopsie histologisch festgestellt. Seit 1982 existiert die Einteilung in 6 Klassen nach der World Health Organisation (WHO) (zuletzt ISN/RPS

2003 Klassifikation). Sie reicht von minimal mesangialer (Typ I), mesangial proliferativer (Typ II), fokal proliferativer (Typ III), bis zur diffus proliferativen (Typ IV) Verlaufsform, weiters wird noch die membranöse (Typ V) Beteiligung und die chronisch sklerosierende Glomerulonephritis (Typ VI) unterschieden. Im Verlauf geben Sediment und Messung der Eiweißausscheidung Anhaltspunkte, wobei die Korrelation zwischen Klinik/Laborbefunden und Biopsieergebnissen recht gering ist. Allerdings kann bei normalem Harnbefund (Sediment unauffällig, keine relevante Proteinurie) auf eine Biopsie verzichtet werden.

Die Evidenzlage ist bei Kindern und Jugendlichen mit SLE deutlich schlechter als bei Erwachsenen. Bei WHO Klasse III und IV-Nephritis wird derzeit eine randomisierte Studie der PRINTO (paediatric rheumatology international trials organization) unternommen, die Prednison und orales Cyclophosphamid (CY) gegenüber hoch dosiertem CY und gegenüber intermediärer Dosis von intravenösem CY in der Ersttherapie vergleicht, diese wird gefolgt von einer Erhaltungstherapie mit Azathioprin. Die Dauer der Studie beträgt 5 Jahre. Jedoch ist aufgrund der niedrigen Prävalenz die Durchführung einer randomisierten Studie mit ausreichender Fallzahl im Kindes- und Jugendalter äußerst schwierig und wahrscheinlich nur durch multinationale Studien möglich.

Für Studien ist es unerlässlich, Parameter der klinischen Besserung eines SLE zu definieren. Hier ist bei Kindern neben der Einschätzung durch den Arzt, einem globalen Krankheitsscore, der 24 Stunden Proteinurie, der Einschätzung der Gesundheit durch die Eltern auch die Einschätzung der Lebensqualität des Patienten selbst mit in Betracht zu ziehen (7).

Hilfreich in der Aktivitätseinschätzung sind – wieder wie bei Erwachsenen – Verläufe der anti-dsDNA-Antikörper, der Nachweis des Komplementverbrauchs im Serum (Erniedrigung von C3, C4 und CH50) und eine erhöhte BSG. Das CRP steigt bei SLE meist nicht adäquat an. Wichtig sind die klinische Beurteilung des Krankheitszustands und regelmäßige Harnuntersuchungen (nephritisches Sediment) und bei Nierenbeteiligung das Ausmaß der Proteinurie.

10.1. Therapieoptionen

Die entzündliche Beteiligung der Gelenke spricht auf Naproxen (10-15 mg/kg/Tag) und Ibuprofen (20 mg/kg/Tag) an.

Bei schweren systemischen Verläufen wirken Bolusgaben von Methylprednisolon sofort. Gebräuchlich ist eine Stoßtherapie über drei Tage oder drei Mal in fünf Tagen mit Methylprednisolon (10-30 mg/kg/Tag i.v., max. 1g/Tag). Prednison hat eine rasch einsetzende Wirkung, muss jedoch viele Monate, oft Jahre gegeben werden und hat hier beträchtliche negative Langzeiteffekte. Bei Kindern kommen zu den üblichen Symptomen des iatrogenen Cushing Syndroms (Hypertonie, Striae, Hyperglykämie, Osteoporose, Hüftkopfnekrose) noch Kleinwuchs und andere hormonelle Störungen. Bei schweren Organmanifestationen ist daher der zusätzliche Einsatz immunsuppressiver Medikamente zur Begrenzung der Langzeitsteroiddosis unerlässlich.

Bei schweren bzw. lebensgefährlichen Organmanifestationen (diffus proliferative Nephritis, ZNS-Beteiligung) wird Cyclophosphamid eingesetzt – und insbesondere bei Kindern und Jugendlichen mit SLE in Form der monatlichen Stoßtherapie, die über mehrere Monate weniger toxisch ist als die tägliche Gabe. Gerade im Kindesalter führt die Niereninsuffizienz zu einer dramatischen Verschlechterung der Lebenserwartung. Zu bedenken sind dabei mögliche Nebenwirkungen wie erhöhtes Malignomrisiko und Gefahr der Infertilität. Das Langzeitproblem der Infertilität scheint aber bei Kindern und Jugendlichen deutlich geringer als befürchtet zu sein (8), ein erhöhtes Tumorrisiko bei Kindern und Jugendlichen nicht zu bestehen. Auch das Risiko einer hämorrhagischer Zystitis und Spättumoren scheint unter 20 g/m^2 CY vernachlässigbar gering.

Die Kombination von Cyclophosphamid-Bolusgabe und Methylprednisolonstoßtherapie scheint eine gute Wirksamkeit bei massiver entzündlicher Nierenbeteiligung zu haben (9). Die Kombination von Cyclophosphamid-Bolusgabe und Methylprednisolon-Stoßtherapie war bei proliferativer Lupusnephritis besser als die Cyclophosphamid-Bolusgabe allein, und dieses deutlich besser als Methylprednisolonstoßtherapie allein (10). Besonders wichtig für den späteren Verlauf und die Verminderung der Rezidivrate scheint ein gutes initiales Ansprechen auf immunsuppressive Therapie zu sein.

Mit Ausnahme der Nierenbeteiligung sind jedoch keine prognostischen Kriterien etabliert, die bei Diagnosestellung eine Voraussage des zukünftigen Verlaufs und damit eine risikoangepasste Therapie mit dem Ziel eines besseren Outcome ermöglichen würden. Dies erklärt auch den Mangel an therapeutischen studienbelegten Langzeitdaten in der Therapie des SLE.

Es gibt Verfechter des liberalen Einsatzes einer Cyclophosphamid-Bolusgabe (700-1000 mg/m^2/Monat i.v.) auch bei weniger schweren Verläufen – die Dosis wird nach dem Leukozytennadir gesteuert, geringere Cyclophosphamid-Dosen oder andere Medikationen werden an diesem Therapieschema gemessen (11).

Bei den wenigen Patienten mit ungenügendem Ansprechen auf Cyclophosphamid kann Methotrexat in der Dosis von 50-300 mg/m^2 addiert werden (12). Kinder und Jugendliche, die unbefriedigend auf Cyclophosphamid ansprechen, sollten aber in der Regel in multizentrische Studien neuer Therapieoptionen eingeschlossen werden. An Ansätzen existieren die B-Zell-Depletion mit Rituximab, die zumindest bei Erwachsenen in Fallserien gute Effekte zeigt (13), und die Kostimulationsblockade mit Abatacept. Plasmapherese, Immunadsorption und, als ultima ratio, Stammzelltransplantation, sind bei Bedarf auch routinemäßig verfügbar.

Am anderen Ende des Spektrums wird mit weniger nebenwirkungsträchtigen Therapien ausreichend behandelt – diese sind aber bei Kindern mit SLE noch nicht ausreichend lange studiert (14, 15). Die für Erwachsene bestehenden Daten sind nicht notwendigerweise auf den Verlauf des SLE bei Kindern und Jugendlichen umlegbar.

Zur Verringerung von Nebenwirkungen werden dennoch andere Immunsuppressiva in Kombination mit Steroiden verabreicht. Trotz magerer Datenlage in der Erhaltungstherapie als etabliert anzusehen sind Azathioprin, Methotrexat (16) und Cyclosporin.

Zunehmend rückt dabei Mycophenolat-Mofetil (MMF), auch für die Anfangstherapie, in den Mittelpunkt des Interesses (☞ auch Kap. 4.). Es liegen mittlerweile Daten von prospektiven randomisierten Studien zum Einsatz von MMF zur Initialbe-

handlung der Lupusnephritis im Erwachsenenalter vor. Einschränkend muss jedoch festgehalten werden, dass der Beobachtungszeitraum in diesen Studien meist sehr kurz ist (6-12 Monate, 5 Jahre mit geringer Fallzahl in nur einer Studie). Insgesamt zeigte sich ein gleich gutes oder in einer Studie sogar besseres Therapieansprechen unter MMF im Vergleich zu CY bei gleichzeitig günstigerem Nebenwirkungsspektrum. Diese Ergebnisse werden derzeit in einer großen randomisierten Studie mit ausreichender Fallzahl überprüft (ALMS-Studie). Für Kinder gibt es derzeit jedoch außer Einzelberichten keine Daten zum Einsatz von MMF bei SLE (17-23).

Bei Hautbefall und Gelenkbeschwerden sowie bei leichten Verläufen eines SLE sind Malariamittel (Chloroquin/Hydroxychloroquin) bewährt, diese sind aber für Kinder nicht für eine Dauergabe über mehr als ein Jahr zugelassen.

Persistierendes Lupusantikoagulans, persistierende anti-β$_2$-Glykoprotein- und Anti-Cardiolipin-Antikörper sind auch bei Kindern mit Thrombosen assoziiert (6). Bei klinischer Symptomatik muss auch in dieser Altersgruppe eine dauernde, unter Umständen lebenslange Antikoagulation durchgeführt werden, um schwere Komplikationen (chronisch thromboembolische pulmonale Hypertension) zu verhindern.

10.2. Prognose

Die 5-Jahre-Überlebensrate in Zentren ist > 90 %, die 10-Jahres-Überlebensrate > 80 % (24). Wichtig ist die möglichst frühe Diagnosestellung eines Prälupus oder eines etablierten systemischen Lupus erythematodes, damit ein Fortschreiten der Erkrankung möglichst durch eine effiziente Therapie gebremst werden kann.

10.3. Neonataler Lupus und angeborener Herzblock

Eine relevante Frage bei Schwangeren mit SLE oder Sjögren Syndrom ist die nach dem Vorhandensein von anti-Ro52-Antikörpern, die die Plazentaschranke passieren und in etwas mehr als 1 % zum kongenitalen Herzblock führen (25).

Der angeborene Herzblock ist irreversibel und kann nur durch Schrittmacherimplantation behandelt werden.

Im Gegensatz dazu ist der ebenso durch mütterliche Antikörper hervorgerufene neonatale Lupus rash harmlos und klingt mit Abklingen der mütterlichen IgG-Antikörper spontan ab.

10.4. Zusammenfassung

Der SLE unterscheidet sich bei Kindern und Jugendlichen nur gering vom Krankheitsbild von Erwachsenen. Die genetische Komponente ist meist ausgeprägter mit Tendenz zu eher schweren Verläufen. Störungen von Wachstum und Entwicklung müssen in die Abwägung der Therapieoptionen eingehen, und generell ist die Datenlage mangelhaft.

Kinder und Jugendliche mit einem systemischen Lupus erythematodes sollten Zentren zugewiesen werden, in denen Erfahrung in der Diagnostik und Therapie des SLE und eine enge Kooperation mit den anderen beteiligten Fächern (Nephrologie, Kardiologie, Pulmologie, Erwachsenenrheumatologie) gewährleistet sind.

10.5. Literatur

1. Uramoto KM, Michet CJJ, Thumboo J et al. Trends in the incidence and mortality of systemic lupus erythematosus, 1950-92. Arthritis Rheum 1999; 42:46-50

2. Huemer Ch, Huemer M, Dorner Th et al. Incidence of pediatric rheumatic diseases in a regional population in Austria. J Rheumatol 2001;28 :2116-9.

3. Arbuckle MR, McClain MT, Rubertone MV et al. Development of autoantibodies before the clinical onset of systemic lupus erythematosus. N Engl J Med 2003;349: 1526-33

4. Hochberg MC. Updating the AmericanCollege of Rheumatology revised criteria for the classification of systemic lupus erythematosus. Arthritis Rheum 1997; 40: 1725

5. Richer O, Ulinski T, Lemelle I et al. Abdominal manifestations in childhood-onset systemic lupus erythematodes. Ann Rheum Dis 2007;66:174-8

6. Male Ch, Foulon D, Hoogendoom H et al. Predictive value of persistent versus transient antiphospholipid antibody subtypes for the risk of thrombotic events in pediatric patients with systemic lupus erythematosus. Blood 2005;106:4152-8

7. Ruperto N, Ravelli A, Cuttica R et al. The pediatric rheumatology international trias organization criteria for the evaluation of response to therapy in juvenile systemic lupus erythematodes. Arthritis Rheum 2005;52: 2854-64

8. Boumpas DT, Austin HA, Vaughan EM et al. Risk for sustained amenorrhea in patients with systemic lupus erythematosus receiving intermittent pulse cyclophosphamide therapy. Ann Intern Med 1993;119:366-9

9. Illei GG, Austin HA, Crane M et al. Combination therapy with pulse cyclophosphamide plus pulse methylprednisolone improves long-term renal outcome without adding toxicity in patients with lupus nephritis. Ann Intern Med 2001;135:248-57

10. Gruley MF, Austin HA, Scott D et al. Methylprednisolone and cyclophosphamide, alone or in combination, in patients with lupus nephritis. A randomised, controlled trial. Ann Intern Med 1996;125:549-57

11. Lehman TJA, Onel KB. Intermittent intravenous cyclophosphamide arrests progression of the renal chronicity index in childhood systemic lupus erythematodes. J Pediatr 2000;136:243-7

12. Edelheit BS, Arkachaisri T, Onel KB, Lehman TJA. Combination chemotherapy for refractory lupus nephritis. Arthritis Rheum 2000;43(9s):S321

13. Looney RJ, Anolik JH, Campbell D et al. B cell depletion as a novel treatment for systemic lupus erythematosus: a phase I/II dose-escalation trial of rituximab. Arthritis Rheum 2004; 50:2580-9

14. Silverman E. What´s new in the treatment of pediatric SLE. J Rheumatol 1996;23:1657-62

15. Buratti S, Szer IS, Spencer CH, Bartosh S, Reiff A. Mycophenolate mofetil treatment of severe renal disease in pediatric onset systemic lupus erythematodes. J Rheumatol 2001;28(9):2103-8

16. Carneiro JR, Sato EI. Double blind, randomized, placebo controlled clinical trial of methotrexate in systemic lupus erythematosus. J Rheumatol 1999; 26:1275-9

17. Carreno L, Lopez-Longo FJ, Gonzalez CM et al. Treatment options for juvenile-onset systemic lupus erythematosus. Paediatr Drugs 2002;4:241-56

18. Wagner N, Dannecker G. Systemischer Lupus erythematodes. Monatsschr Kinderheilkd 2006;154:1169-76

19. Gudowius S, Niehues T. Systemischer Lupus erythematodes im Kindesalter. Monatsschr Kinderheilkd 2006; 154:1189-96

20. Brunner J, Sergi C, Jungraithmayr T, Zimmerhackl LB. Systemischer Lupus erythematodes im Kindes- und Jugendalter. Monatsschr Kinderheilkd 2006;154:919-29

21. Girschick HJ, Niehuis T, Huppertz HI et al. Systemischer Lupus erythematodes. In: Leitlinien der Kinder- und Jugendmedizin. Urban & Fischer, München, 2005; Heft 7:S1-3

22. Haffner D, Wigger M. Lupusnephritis. Monatsschr Kinderheilkd 2006;154:1197-1202

23. Klein-Gitelman M, Reiff A, Sherman ED (2002) Systemic lupus erythematosus In childhood. Rheum Dis Clin North Am 28:561-577

24. Rood MJ, Cate R ten, Suijlekom-Smit W van et al. (1999) Childhood-onset systemic lupus erythematosus: clinical presentation and prognosis in 31 patients. Scand J Rheumatol 28:222-6

25. Cimaz R, Spence DL, Hornberger L et al. 2003 Incidence and spectrum of neonatal lupus erythematosus: a prospective study of infants born to mothers with anti-Ro autoantibodies. J Pediatr 142:678-83

Selbsthilfe – unverzichtbare Säule der Betreuung von Lupus-Betroffenen

11. Selbsthilfe – unverzichtbare Säule der Betreuung von Lupus-Betroffenen

"Als ich meine Lupus-Diagnose vom Arzt bekam, habe ich kaum etwas verstanden, denn mein Kopf war voll davon, endlich eine Diagnose zu haben. Die Bücher, die ich danach zur Information las, versetzten mich aber in Angst und Panik. Erst in einer Selbsthilfegruppe fand ich jemand, der mir geduldig zuhörte und alle meine vielen, vielen Fragen beantwortete. Bei den weiteren Treffen lernte ich soviel, dass ich nicht nur meine Angst verlor, sondern heute auch gut über den Lupus Bescheid weiß. So kann ich mit meinem Arzt wirklich gemeinsam reden, wenn es um mich und die Therapie geht und auch aufpassen, wenn ich an einen anderen Arzt gerate, der sich nicht mit meinem Lupus auskennt. Die Arbeit in der Lupus-Gruppe macht mit viel Spaß und es tut gut, neue Freunde zu haben, denen ich nicht erklären muss, wie es mir geht. Auch wenn mein Leben nicht mehr so ist wie früher – mit meiner Lupus-Gruppe stehe ich wieder mitten im Leben – trotz Lupus."

Eine Lupus-Patientin

"Als ich zum ersten Mal in die Gruppe kam, war ich voller Sorge, was die wohl alles von mir wollen. Heute weiß ich, dass ich entscheidende Dinge über ihre Erkrankung und das Leben mit ihr nie ohne die Arbeit mit ihnen kennen gelernt hätte"

Ein Arzt in einer Selbsthilfegruppe

11.1. Wozu Selbsthilfe – eine kurze allgemeine Einführung

Was ist überhaupt Selbsthilfe?

Selbsthilfe versteht sich bis heute zuerst als direkte ehrenamtliche Hilfe von Betroffenen für Betroffene. Standen Anfang der 70er Jahre die immer häufiger entstehenden Selbsthilfegruppentreffen zum Teil noch unter dem Vorurteil, "Selbstbemitleidungsgruppen" und "Kaffeekränzchen" zu sein, so haben sie sich in den Folgejahren nicht nur gesellschaftlich etabliert, sondern konnten ihren Nutzen auch wissenschaftlich belegen. Zu den direkten Wirkungen von Selbsthilfegruppen gehört, dass sie

- zur Verbesserung der individuellen Situation Kranker, Behinderter und sozial benachteiligter Menschen beitragen, indem sie Ausgrenzung und Isolation entgegenwirken,

- die Solidarität zur gegenseitigen Hilfe stärken,

- individuelle Kompetenzen der Betroffenen aktivieren und fördern,

- die "Kunden"-Orientierung im Sozial- und Gesundheitsbereich stärken,

- Bürgerinnen und Bürgern die Möglichkeit eröffnen, sich aktiv zu beteiligen,

- Geborgenheit und "maßgeschneiderte" Formen der Problembewältigung fördern,

- professionelle Hilfe durch zusätzliche Qualitäten ergänzen.

Dazu kommt eine wichtige Ergänzungsfunktion zu den sozialstaatlichen Institutionen, die aber kein Ausfallbürge für die sozialstaatlichen Aufgaben sein darf. Der Nutzen der Selbsthilfe liegt hier vor allem in

- Entlastung und Ergänzung professioneller Dienste,

- Aufbau und Förderung neuer Hilfepotenziale durch informelle Netze,

- Entwicklung von innovativen Lösungsansätzen für soziale Probleme,

- Qualitätssicherung durch Stärkung der Kompetenzen und der Eigenverantwortlichkeiten der Bürger,

- Information über Defizite und Handlungsbedarf.

Insbesondere bei chronischen, psychosomatischen und Suchterkrankungen ließ sich zeigen, dass Selbsthilfe zu mehr Wohlbefinden, einem positiven Krankheitsverlauf und sogar längerer Lebensdauer beitragen kann, wenngleich bislang der wissenschaftliche Nachweis für eine bestimmte Einzelerkrankung fehlt.

Darüber hinaus hat eine von der öffentlichen Hand und von den Krankenkassen gemeinsam geförderte wissenschaftliche Untersuchung belegt, dass Investitionen in Selbsthilfeförderung durch Einsparungen sonst notwendiger Leistungen des Sozial- und Gesundheitssystems, aber auch durch unentgeltlich erbrachte Leistungen der Bürger, das 3,3-fache der Investition erwirtschaften.

Welchen Stellenwert hat Selbsthilfe heute in Deutschland?

Schon Ende der 90er Jahre gab es in Deutschland rund 70.000 Selbsthilfegruppen mit ca. 2,7 Millionen Mitgliedern und über 300 Bundesorganisationen, wozu z.B. auch die Lupus Erythematodes Selbsthilfegemeinschaft e.V. gehörte.

Seit der Gesundheitsreform 2000 erhielt die Selbsthilfe eine immense Unterstützung und damit verbunden eine politisch gesteigerte Anerkennung durch die Aufnahme der **finanziellen Pflichtförderung der Krankenkassen** in das Sozialgesetzbuch V. In dessen § 20,4 werden die Krankenkassen verpflichtet, je Versichertem 1,- DM, (heute 0,55 Euro) an die Selbsthilfe auszuzahlen. Auch wenn dieser Betrag bis heute nicht erreicht wurde, so hat es doch eine wesentliche Unterstützung und Absicherung für die Selbsthilfearbeit gebracht.

Eine weitere Aufwertung, die viele als Anerkennung der Selbsthilfe als 4. Säule im Gesundheitssystem bewerten, brachte die Gesundheitsreform 2003. Im sog. GKV-Modernisierungsgesetz wurde der Gemeinsame Bundesausschuss (**G-BA**) als ein neues Gremium der Gemeinsamen Selbstverwaltung geschaffen. In diesem neu konstituierten G-BA erhielten Organisationen, die auf Bundesebene maßgeblich die Interessen von Patientinnen und Patienten sowie von chronisch kranken und behinderten Menschen in Deutschland wahrnehmen, **Mitberatungs- und Antragsrechte** (§ 140f Abs. 2 SGB V). Anliegen des Gesetzgebers war es, die Versicherten stärker in die Entscheidungsprozesse der GKV einzubinden, die die Versorgung betreffen. Seit dem 1. Januar 2004 nehmen Patientenvertreter an den Beratungen des G-BA teil und beurteilen diese Mitwirkung durchweg positiv, auch wenn das Stimmrecht für sie noch nicht verwirklicht werden konnte. Die Tatsache, dass sie damit einen Zugang zum höchsten Entscheidungsgremium in Gesundheitsfragen haben, das z.B. den medizinischen Fachgesellschaften nicht offen steht, wirft aber auch ein neues Licht auf mögliche Kooperationen zwischen Ärzten und Selbsthilfe.

11.2. Was kann Selbsthilfe für Lupus leisten (am Beispiel der deutschen Selbsthilfegemeinschaft)

In Deutschland wurde die Lupus Erythematodes Selbsthilfegemeinschaft e.V. (LE-SHG) 1986 von Patienten unter Einbezug von zwei ärztlichen Beratern gegründet. Zu dieser Zeit wussten die meisten Patienten und viele Ärzte fast nichts von Lupus und es war schwer oder unmöglich, Kontakt zu anderen Erkrankten zu bekommen. Heute, nach über 20 Jahren der Vereinsarbeit, hat sich dies grundlegend geändert und der Verein zählt fast 3.000 Mitglieder bei geschätzten 40.000 Erkrankten in der BRD.

In allen Bundesländern existieren **Regionalgruppen**, deren Netz (bundesweit derzeit 85 Gruppen) beständig weiter ausgebaut wird. Diese Gruppen ermöglichen ortsbezogene Kontakte, dienen vorrangig dem Erfahrungsaustausch und beugen der Isolation vor. Oft werden Ärzte oder andere Fachleute zu Vorträgen eingeladen, aber auch die Geselligkeit und das fröhliche Miteinander haben Platz. "Schmetterlinge müssen fliegen" steht als Motto über dem Bemühen, auch mit Lupus ein erfülltes Leben gestalten zu können

Alle drei Monate wird die vereinseigene **Zeitschrift** mit dem Namen "Schmetterling" versandt. Sie geht an alle Mitglieder der Selbsthilfegemeinschaft und an fast 400 mitarbeitende Ärzte. Darin finden sich aktuelle Informationen über medizinische, psychologische und rechtliche Sachverhalte zum Lupus. Eine Befragung der Mitglieder der LE-SHG hat im Jahr 2001 gezeigt, dass diese zu über 94 % ihre wesentlichen Informationen zur eigenen Erkrankung aus dem "Schmetterling" beziehen.

Regelmäßig finden im gesamten Bundesgebiet **Vorträge** statt. Bei diesen Veranstaltungen halten Ärztinnen und Ärzte sowie andere Fachleute Referate über die verschiedenen Aspekte des Lupus erythematodes. Die Erkrankten können mit ihnen diskutieren und Fragen stellen.

Darüber hinaus werden jährlich viele **regionale Workshops** veranstaltet, die der Information der Patienten und dem Erfahrungsaustausch zwischen Ärzten und Patienten dienen.

Für besondere Gruppen wie z.B. erkrankte Männer, Kinder und Jugendliche sowie die Regionalgruppenleiter/innen werden regelmäßig **Seminare** durchgeführt, die sich den besonderen Anliegen der Betroffenen oder der Fortbildung widmen.

Telefonische und schriftliche **Beratung** bekommen Patienten und Ärzte über die bundesweite Geschäftsstelle in Wuppertal und die Regionalgruppenleiter/innen.

Darüber hinaus wird Hilfe bei der Suche nach geeigneten Fachärzten, Krankenhäusern und Kurorten geboten und Beratung in sozialrechtlichen Fragen, z.B. Versorgungsamt oder Renten.

Die wesentliche Hilfe besteht im Erfahrungsaustausch, besonders durch Informationen über eigenverantwortliches Verhalten und sinnvollen Umgang mit der Erkrankung, um einen günstigen Verlauf der Erkrankung zu erreichen.

In Zusammenarbeit mit der Deutschen Gesellschaft für Rheumatologie wurde die **Patientenschulung** für Lupus erythematodes-Patienten auf wissenschaftlicher Grundlage entwickelt. Die Selbsthilfegemeinschaft fördert die Durchführung dieser evaluierten Patientenschulung, die helfen kann, durch fundiertes Wissen über die Erkrankung besser mit ihr zu leben (u.a. mehr Compliance, weniger Medikamente).

Auf allen wichtigen **Fach-Kongressen und Messen** (z.B. DGRH, EULAR) ist die SHG seit mehr als 10 Jahren mit ihrem Info-Stand vertreten, um in wichtigen Fragen stets auf dem neuesten Stand zu sein und Ärzte und Öffentlichkeit über eigene Arbeit zu informieren.

Darüber hinaus initiiert, fördert und beteiligt sich die Selbsthilfegemeinschaft an umfassenden wissenschaftlichen Studien zur Erforschung der Ursachen und aller anderen Fragen rund um den Lupus erythematodes. Seit dem Jahr 2000 wird alle 2 Jahre ein **Förderpreis für die Lupus-Forschung** für solche Projekte verliehen, die in Zusammenarbeit mit der Selbsthilfegemeinschaft durchgeführt werden.

In Zusammenarbeit mit dem Rheumazentrum Düsseldorf wird die derzeit größte **Lupus-Langzeitstudie** (LuLa-Studie) zum Lupus in Europa durchgeführt. Dadurch werden wichtige Informationen zum Verlauf und zur Therapie der Erkrankung sowie zur Frage, was genau zu einer besseren Bewältigung der Erkrankung beitragen kann, erwartet. Auch werden die Patienten über laufende

Studien informiert, damit ausreichende Teilnehmer für Lupus-Studien gefunden werden können.

Die organisierte Selbsthilfe wird heute zunehmend als legitime Vertretung der chronisch erkrankten Menschen anerkannt. Damit ist ihr aber auch die Aufgabe zugewachsen, sich **im politischen Bereich für die Interessen der Patienten einzusetzen**. Deshalb engagiert sich die Selbsthilfegemeinschaft immer dann, wenn Interessen von Lupus-Patienten nicht ausreichend berücksichtigt oder geschädigt werden, dies geschieht u.a. über Dachorganisationen oder Mitwirkung im Gemeinsamen Bundesausschuss

Für diese Aufgaben setzen sich alle Mitglieder, insbesondere die Schirmherrin, der Vorstand und die Regionalgruppenleiter/innen ein.

Schirmherrin des Vereins ist Karin Clement, die Ehefrau des ehemaligen Bundesministers Wolfgang Clement. Ihre Hauptanliegen sind die Öffentlichkeitsarbeit und die Spendeneinwerbung.

Der Vorstand besteht aus 6 Patienten (oder Angehörigen) und 2 beratenden Fachärzten.

Die Lupus Erythematodes Selbsthilfegemeinschaft e.V. braucht starke **Partner** und ist deshalb Mitglied:

- in der Allianz Chronischer Seltener Erkrankungen (ACHSE),
- in der Bundesarbeitsgemeinschaft Selbsthilfe e.V. (BAG Selbsthilfe),
- im Bundesverband der Deutschen Rheuma-Liga (DRL),
- im Deutschen Paritätischen Wohlfahrtsverband (DPWV),
- in der Lupus Foundation of America (LFA),
- in der European Lupus Erythematosus Federation (ELEF) und
- im Kindernetzwerk e.V.

Darüber hinaus werden Informationen auf internationaler Ebene mit zahlreichen Selbsthilfeorganisationen ausgetauscht.

Durch diese Kontakte und dank der Informationen von Ärzten auf nationaler und internationaler Ebene ist die SHG über den aktuellen Stand der Forschung stets informiert und kann dies an Patienten, oft aber auch an Ärzte weitergeben.

11.3. Was wünschen sich Patienten von Ärzten

Die direkte Arzt-Patienten-Beziehung

Mit der Lupus-Diagnose zu leben, bedeutet lebenslang auf ärztliche Hilfe angewiesen zu sein, auch wenn sich die Häufigkeit des Kontaktes nach der Schwere des Krankheitsverlaufes richtet. Hierfür wünschen sich Patienten eine vertrauensvolle Partnerschaft, die die vollständige und verstehbare Aufklärung über die Erkrankung einschließt. Wo immer es möglich ist, sollten die Patienten die Gelegenheit zu einer Patientenschulung für Lupus bekommen, um ihre Krankheit besser zu verstehen und aktiv an der Therapie mitwirken zu können.

Darüber hinaus möchten viele Patienten je nach Maß der erworbenen Kompetenzen in Therapieentscheidungen einbezogen werden. Eine partnerschaftliche Beziehung muss aber auch ohne innere Sanktionen halten, wenn ein Patient eine Zweitmeinung einholen möchte oder eine andere Therapie als die vorgeschlagene wählt.

Wichtig ist allen Patienten, nicht auf die Krankheit reduziert, sondern im Kontext all ihrer Lebensbezüge wahrgenommen zu werden, denn diese haben ggf. maßgeblichen Einfluss darauf, ob ein Problem gravierend für den Patienten ist oder nicht. Sicherheit im Verlauf und im Umgang mit der Erkrankung kann es weiter nur geben, wenn Patienten nicht nur regelmäßige Kontrollen wahrnehmen, sondern sich auch darauf verlassen können, im Notfall oder in akuter Schubsituation schnell einen Sondertermin beim behandelnden Arzt zu bekommen.

Unterstützung bei Aufklärung in der örtlichen Gruppe

Patienten wünschen sich von Ärzten die Bereitschaft, das medizinische Wissen laienverständlich weiterzugeben, denn konkretes Wissen und vertiefte Erkenntnisse schaffen auch mehr Sicherheit im Umgang mit der Erkrankung und ihren Symptomen. Darüber hinaus bieten Gruppen einen Raum für medizinische Fragen, die sich in dieser Atmosphäre oft leichter stellen lassen als im direkten Arzt-Patienten-Kontakt. Aber die Ärzte sind bei solchen Treffen nicht nur Gebende, sondern können auch selbst lernen, wie man medizinische Sachverhalte patientenverständlich formuliert oder – im Sinne der Wahrnehmung einer anderen

Perspektive – worunter Patienten auch dann noch leiden, wenn der behandelnde Arzt gerade erfreut bescheinigt hat, dass sich der Gesamtzustand doch etwas gebessert hat.

Zusammenarbeit im Verband, Gesundheitspolitik

Jede Patientenorganisation bleibt bei aller Eigenständigkeit auf medizinischen Sachverstand angewiesen, wenn sie seriös sein will. Dies kann sowohl durch Mitwirkung an Veranstaltungen als auch durch Beiträge für Zeitschriften oder die Bereitschaft zur Wahl in Gremien stattfinden.

Ärzte können die Selbsthilfe darüber hinaus in der Öffentlichkeitsarbeit unterstützen und bei Spendeneinwerbung behilflich sein, indem sie für die Richtigkeit der medizinischen Aussagen einstehen (und ggf. auch helfen, die Selbsthilfe vor falschem Einfluss der Pharmaindustrie zu schützen).

Ist die Selbsthilfe als Verband organisiert, sollte im Interesse weiterer Studien die Zusammenarbeit gesucht werden, wobei allerdings klare Absprachen zur Zusammenarbeit zu formulieren sind (z.B. Veröffentlichung der Ergebnisse in Patientenzeitschriften).

Auch die Gesundheitspolitik stellt ein Betätigungsfeld dar. Dabei ist es nicht so, dass Patienten und Ärzte grundsätzlich gleiche Interessen haben, aber da, wo sie bestehen, sollten diese zum beiderseitigen Nutzen gemeinsam gestärkt werden.

11.4. Fazit: Was kann der Arzt konkret tun

▶ 1. Jeder Patient sollte von seinem Arzt **den Hinweis auf eine Selbsthilfegruppe** erhalten. Konkrete Informationen über aktuelle Adressen sind entscheidend, Handzettel haben sich dafür bewährt. Wie kann man als Arzt herausfinden, wo es die nächste Gruppe oder Vereinigung gibt? Für Deutschland und die Schweiz kann man dies über die existierenden Bundesverbände erfahren. Patienten aus Österreich können bis zum Aufbau eines eigenen Verbandes in Österreich Mitglied der Lupus Erythematodes Selbsthilfegemeinschaft in Deutschland werden.

▶ 2. Jeder Arzt sollte bereit sein, in einer Selbsthilfegruppe einen **Vortrag zu halten**, wenn dieser erbeten wird. Schöner ist es, wenn Ärzte sich selbst für solche Aufgaben anbieten, um die Bildung von Selbsthilfegruppen zu fördern und sich gleichzeitig fortzubilden.

▶ 3. Jeder Arzt sollte das **Entstehen von örtlichen Selbsthilfegruppen fördern und den Aufbau einer nationalen Selbsthilfeorganisation unterstützen.** Dies kann durch Motivation und Unterstützung einzelner Patienten beim Aufbau einer Gruppe geschehen, aber auch durch die Übernahme von Ämtern im Vorstand oder sonstigen Gremien der Selbsthilfe.

Selbsthilfe hat zwar zuerst etwas mit den Patienten zu tun – aber den Nutzen von ihr haben Patienten, Angehörige, Ärzte und die Gesellschaft gleichermaßen!

■ Adresse Deutschland:

Lupus Erythematodes Selbsthilfegemeinschaft e.V.
Döppersberg 20
42103 Wuppertal
Rel.: 0202 496 87 97
Fax: 0202 496 87 98
Mail: lupus@rheumanet.org
Homepage: www.lupus.rheumanet.org

■ Adresse Schweiz:

Schweizerische Lupus Erythematodes Vereinigung (SLEV)
Niesenstrasse 9
CH-3062 Worb
Switzerland
Tel.: +41-31-839 69 76
E-Mail: me.rosch@gmx.ch
URL: www.slev.ch

Index

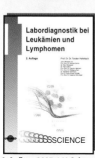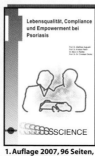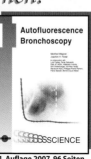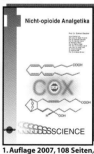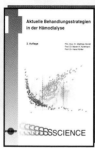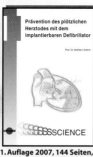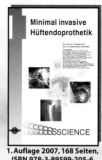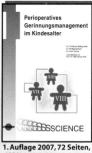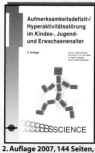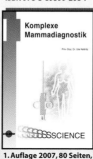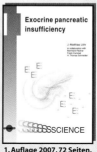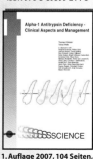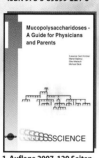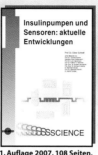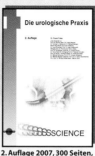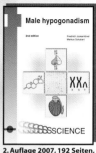

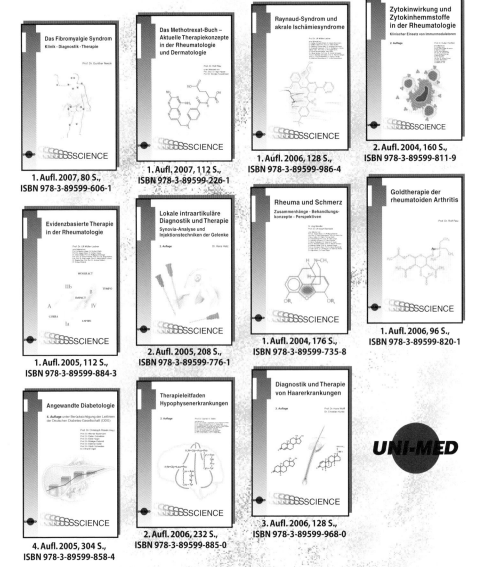